Die Low Fat 30 Tabelle

Gabi Schierz und Gabi Vallenthin (Hrsg.)

Die LowFat30 Tabelle

Auf einen Blick:
Fett, Kalorien und
Fettkalorienanteil
in %

Falken

Im FALKEN Verlag sind zahlreiche Titel zum Thema „LOW FAT“ erschienen.
Bitte fragen Sie überall dort, wo es Bücher gibt.

Sie finden uns im Internet: **www.falken.de**

Dieses Buch wurde auf chlorfrei gebleichtem und säurefreiem Papier gedruckt.

ISBN 3 8068 2048 1

Umschlaggestaltung: Peter Udo Pinzer
Umschlagfotos: FALKEN Archiv
Gestaltung: Horst Bachmann
Redaktion: Marlein Auge
Redaktion dieser Auflage: Bettina Snowdon
Herstellung: Albert Brühl

Satz: Raasch & Partner GmbH, Neu-Isenburg
Druck: Ludwig Auer GmbH, Donauwörth

817 2635

Inhaltsverzeichnis

Was ist LOW FETT 30?

Fettarm, LOW FAT, fettreduziert, light ... tolle Bezeichnungen, aber was steckt dahinter? Verbraucher, die sich ein bißchen mit der Materie beschäftigen, stellen sehr schnell fest: Der wirkliche Informationswert ist bei solchen Klassifizierungen gering. Wenn es sich nicht um eine reine Fantasiebezeichnung handelt (z.B. LOW FAT, fettarm) bezieht sich der jeweilige Hersteller auf ein Ursprungsprodukt mit vollem Fett- oder Zuckergehalt. In vielen Fällen bedeutet das aber, daß die kalorien- oder fettreduzierte Kopie immer noch Lichtjahre davon entfernt ist, einen Gewichtsverlust zu erlauben. Erschwerend kommt hinzu, daß solche Bezeichnungen suggerieren, man könne mit gutem Gewissen davon essen und trotzdem abnehmen. Weit gefehlt ... leider. Wer gerne ißt, hat eben Probleme damit, sich einzuschränken und ißt vom „Light-Produkt“ eben einfach ein bißchen mehr als von der „vollfetten“ Version.

Und stramm Diät halten? Funktioniert eigentlich immer, aber der Erfolg herkömmlicher Reduktionsdiäten hält genau so lange an, wie die Diät. Zum „normalen“ Leben zurückgekehrt, klettert die Waage wieder unaufhaltsam nach oben.

Man müßte sich langfristig umstellen! Aber ein Leben lang Diät leben?

Es gibt endlich eine machbare Lösung: LOW FETT 30. Sie müssen nicht hungern, Sie müssen nicht ständig verzichten ... der Schlüssel zum Erfolg ist einfach die Information und die Bereitschaft, sich hie und da neu zu orientieren.

Auf den nächsten Seiten können Sie auf einen Blick erkennen, welche Produkte für eine LOW FETT 30-Ernährung geeignet sind.

Die Nahrungsbausteine

Nahrung besteht aus drei Komponenten: Aus Kohlenhydraten, aus Eiweiß und aus Fett. Jeder dieser Bausteine unterscheidet sich in Bezug auf

- sein Volumen
- seinen Sättigungsgehalt
- seinen Ballaststoffanteil
- Umwandelbarkeit in Vorratsdepots
- und seinen Energiegehalt

	Kohlenhydrate	**Eiweiß**	**Fett**
Volumen	hoch	mittel	gering
Sättigungsgrad	hoch	mittel	mittel
Ballaststoffanteil	hoch	gering	gering
Energieverbrauch	nur mit ca. 25 % Energieverlust	mit Energieverlust	nahezu energieneutral
Energiegehalt pro g	ca. 4 kcal	ca. 4 kcal	ca. 9 kcal

Gemerkt? Kohlenhydrate haben bei hohem Sättigungsgrad wenig Energie (nur 4 kcal), Fett dagegen bei mittlerem Sättigungsgehalt und geringem Volumen mehr als doppelt soviel kcal, nämlich 9.

Schlußfolgerung 1: Wenn man satt werden will, geht das mit Kohlenhydraten leichter und „billiger“, also mit weniger Kalorienzufuhr.
Schlußfolgerung 2: Wenn man bislang mit hohem Fettgehalt satt geworden ist und nun die Ernährung auf mehr Kohlenhydrate umstellt, braucht man dazu weniger Kalorien ... und die Folge daraus ist, daß man abnimmt. Eine ganz simple Geschichte.

Vollwertprodukte bevorzugen

Genaugenommen ein uralter Hut, aber der Vollständigkeit sei er hier aufgeführt: Vollwertige Produkte, also Vollkornbrot, Vollkornnudeln, ungeschälter Reis, Rohrzucker ... sättigen länger und machen zufriedener als ihre geschälten, polierten und extrahierten Verwandten. Probieren Sie es einfach mal im „Selbstversuch“ aus: Essen Sie statt eines weißen Brötchens zum Frühstück ein Vollwertbrötchen ... und statt des Graubrots die entsprechende Menge Körnerbrot. Sie bleiben viel länger satt, die Kalorien waren aber die gleichen!

Viel trinken, vernünftig trinken

Viel trinken ist das A und O. Zwei Flaschen Mineralwasser sollten es schon sein. Daran kann man sich aber gewöhnen. Geben Sie kohlensäurearmen Wässern mit hohem Mineraliengehalt den Vorzug.
Alkohol hat natürlich kein Fett, schon klar, aber 7 kcal pro g Alkohol. Was noch nicht so schlimm wäre. Das Problem bei Alkohol aber ist, daß er von der Leber als erstes abgebaut wird und so die Leber blockiert. Zu Lasten des übrigen Stoffwechsel. Also: Alkohol runter, Mineralwasser rauf!

Die Fettformel

Die Deutsche Gesellschaft für Ernährung (DGE) empfiehlt, die Nahrungsbausteine in folgender Verteilung zu sich zu nehmen:
55 % des Kalorienbedarfs aus Kohlenhydraten,
15 % des Kalorienbedarfs aus Eiweiß,
30 % des Kalorienbedarfs aus Fett.

Der derzeitige Fettanteil an unseren täglichen Kalorien beträgt mindestens 45 %, wobei mitunter sogar 60 % und mehr erreicht werden.
Um den Prozentsatz zu errechnen, müssen Sie folgende Formel anwenden:

$$\frac{\text{g Fett x 9 kcal* x 100}}{\text{Gesamtkalorien}} = \text{\%-Anteil der Kalorien aus Fett}$$

* (1 g Fett hat ja 9 kcal)

Sie nehmen ab (oder nach einer erfolgreichen „normalen" Diät nicht mehr zu), wenn Sie den Anteil der Fettkalorien bei 30 % limitieren.
Diese 30 % beziehen sich auf die tägliche Ernährung, und es gibt zwei Wege dahin:

Für Einsteiger
Sie essen nur noch Lebensmittel, deren Fettprozent-Anteil per se unter 30 % liegt und kombinieren nur solche Produkte miteinander. Damit ist es unmöglich, etwas falsch zu machen, und Sie haben dennoch eine riesige Palette. Diese Produkte sind in unserer Nährwerttabelle durch Kreise speziell gekennzeichnet.

Für Fortgeschrittene

Wenn Sie etwas Erfahrung mit LOW FETT 30 gesammelt haben, können Sie den Fettprozentanteil eines Nahrungsmittels durch die Zugabe eines kohlenhydratlastigen Nahrungsmittels ausgleichen. Dazu müssen Sie aber selbst rechnen.

Das erfordert:

- Informationen über den Nährwert des jeweiligen Nahrungsmittels
- einen Taschenrechner und
- genügend Zeit.

Wir machen es Ihnen mit unserer Nährwerttabelle leichter: Hier können Sie auf einen Blick sehen, welchen %-Anteil der Kalorien aus Fett das jeweilige Nahrungsmittel hat. Ganz ehrlich, Sie werden sich wundern, wie hoch der Fettanteil bei manchen „Diätprodukten" ist und was für tolle Gerichte und Süßigkeiten es gibt, die LOW FETT 30 sind, Produkte, von denen Sie das nie vermutet hätten!

Einkaufshilfe

Unser Ziel ist es, Nahrungsmittel EINHEITLICH mit dem LOW FETT 30-Logo des Vereins zu kennzeichnen. Das hätte für Sie den Vorteil, daß Sie beim Einkaufen nicht rechnen und nicht suchen müssen, sondern einfach nur dem Logo wie einer Ampel auf Grünphase folgen. Helfen Sie uns dabei, die Industrie davon zu überzeugen, und schreiben Sie uns eine Postkarte mit dem Text

„Ja, ich wähle LOW FETT 30"
und Ihren Absender dazu.
Schicken Sie die Karte an:
LOW FETT e.V.
c/o Ritter Marketing Services
Sophienstr. 21
41065 Mönchengladbach.
email: info@lowfett.de
DANKE.

Von dieser Maßnahme erhoffen wir uns auch entsprechende Neuentwicklungen, speziell in den Bereichen Süßigkeiten (Eis, Schokoriegel, Kuchen), Fertigprodukte und Tiefkühlkost.

Noch ein Hinweis

Für die Berechnungen von LOW FETT 30 spielt es keine Rolle, ob es sich um tierische oder pflanzliche Fette handelt und es ist auch egal, ob diese gesättigt, einfach oder mehrfach ungesättigt sind. Fett ist für den Anteil der Fettkalorien gleich Fett. Achten Sie aber im Interesse einer ausgewogenen Ernährung darauf, alle drei Fettarten zu etwa gleichen Teilen zu sich zu nehmen und verzichten Sie nicht völlig auf den Verzehr von Fett.

Das Erfolgsrezept

Unser Gewicht wird von zwei Faktoren bestimmt: Der Energiezufuhr in Form von Nahrung und dem Energieverbrauch durch das Aufrechterhalten der Körperfunktionen (Grundumsatz) und zusätzlicher Anstrengung, wie körperliche aber auch geistige Herausforderungen. Letztere zehren leider in sehr viel geringerem Maße als Bewegung!
Stellen Sie sich diese beiden Komponenten als Einstellschrauben vor: Schräubchen A für die Energiezufuhr (also Kohlenhydrate, Eiweiß, Fett mit einer täglichen Gesamtkalorienzahl) und Schräubchen B für Ihren Verbrauch.
Jetzt überlegen Sie, auf welche Stärke beide Schräubchen bei Ihnen eingestellt sind!
Und nun verändern Sie ein bißchen 'was an BEIDEN Schräubchen: Weniger Fett essen, mehr Kohlenhydrate, vielleicht auch etwas weniger essen ... und öfter das Fahrrad nehmen, dynamischer gehen, sich schneller bewegen, die Trägheit überwinden, im Idealfall Sport machen.
Dadurch muß Ihr Gewicht nach unten gehen. Das läßt sich gar nicht verhindern.
Je größer der Unterschied zu Ihrem heutigen Leben, umso schneller verändert sich Ihr Gewicht. Aber bitte VORSICHT: Verändern Sie die Schräubchen in Maßen. Übertreibungen, egal ob durch Einschränkungen oder durch Gelage, quittiert Ihr Körper mit Protest. Sie werden müde, schlapp, kriegen Kreislaufprobleme und schlechte Laune.
Machen Sie es sich nicht durch falsch verstandenen Ehrgeiz selbst unnötig schwer.
Die beste Methode wäre es, die Schräubchen zu verändern, und gleichzeitig nicht mehr ständig an

seine Figur zu denken. Die Waage zu verbannen, die Diätempfehlungen zu ignorieren und sich die wunderbaren Träume von der Wespentaille am Tage X zu verkneifen.
LOW FETT 30 ist eine dauerhafte sanfte Lebensumstellung, keine Diät.
Und wenn Sie Lust auf Schokolade haben, auf die Käseorgie und den Gänsebraten zur Weihnachtszeit … tun Sie's. Genießen Sie jeden Bissen, mit allen Sinnen … und machen Sie danach einfach mit LOW FETT 30 weiter. Eine Ernährungsumstellung ist zwar wichtig, aber nicht mit der Brechstange. Gönnen Sie sich – bei aller Disziplin – auch Ihre persönlichen Highlights, und genießen Sie ansonsten die Möglichkeiten der LOW FETT 30-Ernährung!

Fettfallen und wie man sie vermeidet

Fette stecken in nahezu jedem Nahrungsmittel, sogar in manchen Gemüse- und Salatsorten. Wir haben viele Ernährungsgewohnheiten, speziell beim Frühstück und beim Abendessen, die wir normalerweise nicht hinterfragen, die aber vielfältige Ansatzpunkte liefern, Fett an Ecken einzusparen, wo es uns nicht wehtut.
Wenn Sie nur die Butter gelegentlich durch Magerquark ersetzen … zum Beispiel beim Frühstücksbrötchen mit Marmelade … entlasten Sie Ihr Fettkonto um rund 20 g Fett.
Berücksichtigt man eine weitere medizinische Empfehlung, nämlich den Tageskonsum von Fett zum Abnehmen auf 30 g pro Tag zu begrenzen, wird schnell klar, warum es Sinn macht, kritisch

die eigenen Gewohnheiten zu durchleuchten und nach Alternativen zu suchen.
Ähnliches gilt auch bei Salat, dem angeblich so gesunden und leichten Diätfutter. Mit einer „normalen" Vinaigrette ... oder mit einer Fertigsauce in weiß oder orange ... lassen Sie den prozentualen Fettanteil auf mehr als 50 % der Kalorien aus Fett klettern: Der Salat hat fast keine Kalorien, das Öl im Salat ist reines Fett und schon haben wir den Salat! Fettüberhang. Und zwar ganz kräftig!
Oder Brotbelag: Magerer gekochter Schinken, im Idealfall der „Hauchschnitt", hat nur 2 g Fett bei 110 kcal (16 %) ... die Putenmortadella schon 9 g Fett bei 160 kcal (51 %) und die Salami 33 g bei rund 380 kcal (= 78 %).
Stichwort Grillfete: Ob Sie nun Hähnchenbrustfilet auf den Grill legen (1 g Fett/102 kcal/= 9 %) oder ein Kotelett (5 g Fett/133 kcal/= 34 %) oder aber „dicke Rippe" (12 g/182 kcal/= 60 %) dürfte in punkto „Genuß" nicht den Riesenunterschied machen, im Falle des Hähnchens haben Sie aber nur 3 g Fett gegessen (bei 300 g Hähnchen, Mahlzeit!), und im Falle der dicken Rippe 36 g und damit schon 6 g über Ihren Tagesbedarf hinaus.
Im Anhang haben wir für Sie noch einige andere Beispiele, die Ihre Chancen zum Einsparen von Fett deutlich machen.

Bewegen ... aber richtig

Sport, Bewegung, nennen Sie es wie Sie wollen: Wenn Sie anfangen, sich körperlich wieder ein bißchen zu betätigen und es Ihnen mit einer dauerhaften Veränderung ernst ist, kaufen Sie sich bitte ein Pulsmeßgerät (wir empfehlen die Pulsmesser der Firma POLAR, weil diese erschwinglich sind und absolut zuverlässig funktionieren). Orientieren Sie sich ausschließlich an Ihrem Pulsmeßgerät und Ihrer persönlichen Leistungsfähigkeit: Ob Sie Fahrrad fahren, spazierengehen oder schwimmen, einen Aerobic-Kurs buchen oder mit Hanteln trainieren, wieder Volleyball spielen gehen oder Inliner ausprobieren, versuchen Sie Ihren Puls zwischen 130 und 140 Schlägen pro Minute zu halten. Das ist die Pulsfrequenz, bei der Sie optimal Fett verbrennen, und bei der Sie sich gerade noch unterhalten können. Mit jedem Mal trainieren können Sie dann die Leistung anheben, also schneller gehen oder sportlicher fahren oder anspruchsvoller spielen … ohne daß Sie fix und fertig vom Sport kommen.

Um Ihre Fitneß zusätzlich zu steigern, gehen Sie ein bis zwei Mal bei jedem Training kurz über eine Pulsfrequenz von 160 Schlägen … und kehren Sie dann zu den 130 bis 140 Schlägen zurück.

Sie werden sehen, Sie kriegen von Mal zu Mal besser Luft, auch im „normalen“ Leben, wenn Sie Treppen steigen oder Ihre Wohnung putzen.

Wenn Sie in ein Fitneß-Studio gehen, bestehen Sie auf einem Monatsvertrag, damit Sie nicht unter „moralischen“ Zugzwang kommen. LOW FETT 30 funktioniert am besten, wenn Sie sich von Begriffen wie „Ich muß“ und „Ich darf nicht“ verabschieden können. Haben Sie aber einen Vertrag in der Tasche, der Sie für das nächste halbe Jahr bindet, ist der Zwang schnell da.

Probieren Sie in einer Sportschule oder einem Studio (oder einer Kombination aus beidem) ruhig verschiedene Sachen aus. Besonders zu empfehlen

ist Walking (auch auf dem Laufband), Rückengymnastik und Aerobic für Übergewichtige. Wenn es nur „normale“ Kurse gibt, geben Sie sich besonders viel Mühe, die Übungen richtig und mit vollem Muskeleinsatz zu machen. Schnelligkeit ist nicht entscheidend, sondern die korrekte Ausführung. Und wenn es Ihnen zu anstrengend wird (Pulsmesser!), machen Sie nur die Arm- oder die Beinübungen, bis Sie wieder Luft kriegen. Überanstrengen Sie sich nicht.
Inserieren Sie einfach mal in Ihrem regionalen Anzeigenblatt, daß Sie eine Walking-Gruppe für Übergewichtige initiieren wollen. Aus Zuschriften an den LOW FETT e.V. wissen wir, daß solche Initiativen auf rege Resonanz stoßen!

Bekleidung beim Sport

Suchen Sie nach Sportbekleidung möglichst aus Baumwolle (saugt den Schweiß auf und läßt sich gut waschen) und sorgen Sie für bequeme Sportschuhe, auch wenn Sie danach lange suchen müssen. Breites Fußbett, hoher Spann, weiches Futter … sonst holen Sie sich beim Walken bloß Blasen.

Beispielrechnungen

Es gibt verschiedene Möglichkeiten, mit LOW FETT 30 zu leben. Wir haben auf Seite 9 und 10 schon die Einsteiger- und die Fortgeschrittenen-Variante vorgestellt. Darüberhinaus gibt es noch einige andere Möglichkeiten, die 30 %-Hürde einzuhalten. Durch das Erhöhen des Kohlenhydrateanteils (durch entsprechende Beilagen oder eine Scheibe Brot) verschiebt sich der %-Anteil der Kalorien aus Fett in vielen Fällen unter 30 %.

Beispiel 1

Ein vegetarischer Gemüseeintopf hat nur 52 kcal pro 100 ml, und enthält lediglich 2 g Fett. Wir rechnen:

$$\frac{2\text{ g Fett} \times 9\text{ kcal} \times 100}{52\text{ kcal}} = 35\ \%\ \ldots$$

knapp daneben

Aber Sie möchten diesen Gemüseeintopf dennoch gerne essen, weil er eben vegetarisch ist und nicht viel Fett enthält.

Wie wäre es mit einer Einlage aus Kartoffeln (100 g = 0,1 g Fett/71 kcal) oder Nudeln (30 g = 0,4 g/120 kcal). Dann rechnen wir das so:

mit 100 g Kartoffeln:

$$\frac{(2\text{ g} + 0{,}1\text{ g})\text{ Fett} \times 9\text{ kcal} \times 100}{52\text{ kcal} + 71\text{ kcal}} = 15\ \%$$

und mit 30 g Nudeln:

$$\frac{(2\text{ g} + 0{,}4\text{ g})\text{ Fett} \times 9\text{ kcal} \times 100}{52\text{ kcal} + 120\text{ kcal}} = 13\ \%$$

Die Beilagen, oder im Falle der Suppe eben die Einlage, sorgen dafür, daß Sie länger satt bleiben.

Ein zweites Beispiel

Spaghetti mit Hackfleischsauce

Bei der Verwendung von 300 g gemischtem Hackfleisch und einer klassischen Rezeptur (ca. 2 EL Olivenöl beigeben) ergibt sich folgende Rechnung:

$$\frac{85\text{ g Fett x 9 kcal x 100}}{1.110\text{ kcal}} = 69\ \%$$

Ersetzen Sie nun das gemischte Hackfleisch durch Tartar und verwenden zum Anbraten nur ½ EL Öl (was genauso funktioniert!), erreichen wir völlig andere Werte:

$$\frac{20\text{ g Fett x 9 kcal x 100}}{545\text{ kcal}} = 33\ \%$$

Mit 60 g Nudeln pro Portion können Sie bei Version 2 reichlich Sauce nehmen und Sie bleiben immer noch unter 30 %. Bei Version 1 sind die Nudeln schon trockener ... wenn Sie die 30 % unterschreiten wollen!

Beispiel Nr. 3, die Backmischung ...

„Brownies“

Wenn man nach dem vorgegebenen Rezept 100 ml Speiseöl und 3 Eier zugibt pro 100 g 386 kcal und 16 g Fett:

$$\frac{16\text{ g Fett x 9 kcal x 100}}{386\text{ kcal}} = 37\ \%\text{ Fettkalorien}$$

Ersetzt man nun die 100 ml Speiseöl durch 125 g 0,1%igen cremigen Joghurt und 1 EL Gries (was ganz wunderbar funktioniert!), erhalten Sie wunderbare Brownies, mit folgendem Gehalt:

$$\frac{2\text{ g Fett x 9 kcal x 100}}{260\text{ kcal}} = 7\ \%\text{ Fettkalorien}$$

Beispiel 4

Das Diätknäcke

In vielen Diätrezepturen findet man Knäckebrot mit halbfettem Käse oder fettreduzierter Salami und noch eine Tomate dazu.

Hier ein Beispiel:

1 Knäcke mit 3 g Margarine bestreichen, darauf eine Tomate und 3 Scheiben Diätsalami.

Gesamtbrennwert:

$$\frac{10\text{ g Fett x 9 kcal x 100}}{152\text{ kcal}} = 59\,\%\text{ Fettkalorien}$$

Statt dessen eine Scheibe Vollkornbrot (45 g) und darauf 1 TL Senf, 50 g gekochten Schinken und eine Tomate.

Gesamtbrennwert:

$$\frac{1\text{ g Fett x 9 kcal x 100}}{189\text{ kcal}} = 5\,\%\text{ Fettkalorien}$$

Beispiel 5

Ihre Kinder möchten zum Fast-Food-Spezialisten, weil es da wieder den Clown und nette Walt-Disney-Figuren gibt.

Sollen Sie hungern, während Ihre Kinder Pommes und Cheeseburger essen? Das ist gar nicht nötig:

1 Hamburger hat 260 kcal und 10 g Fett.

$$\frac{10\text{ g Fett} \times 9\text{ kcal} \times 100}{260\text{ kcal}} = 35\,\%\text{ Fettkalorien}$$

Beim Fishburger, den Sie sich ja auch bestellen könnten – Fisch ist schließlich mager und auch gesund – sieht's schon ganz anders aus:

$$\frac{26\text{ g Fett} \times 9\text{ kcal} \times 100}{450\text{ kcal}} = 52\,\%\text{ Fettkalorien}$$

Wie das kommt?

Der Fettlieferant ist nicht der Fisch, sondern zum einen die Panade, und .... die Remouladensauce!

Ein letztes Beispiel, auch aus dem Leben gegriffen
Langer Arbeitstag, Tankstelle ... und siehe da: Schokoriegel. Muß jetzt sein. War ein Misttag, alles blöd und Schoki tröstet.

Den gesunden Ballaststoff-Müsliriegel oder das Mars ...?
Wir haben es für Sie gerechnet:
Müsli-Ballaststoff-Riegel, 25 g, 7 g Fett, 130 kcal

$$\frac{7\text{ g Fett} \times 9\text{ kcal} \times 100}{130\text{ kcal}} = 48\,\%\text{ Fettkalorien}$$

Mars, 60 g

$$\frac{11\text{ g Fett} \times 9\text{ kcal} \times 100}{275\text{ kcal}} = 36\,\%\text{ Fettkalorien}$$

Sie wollten doch nicht etwa zur „gesunden" Variante greifen, oder??

Von dieser Sorte gibt es viele, viele Beispiele. Schauen Sie sich die Nährwerttabelle genau an, rechnen Sie ... und staunen Sie.
Wir haben auch gestaunt und staunen immer wieder. Und beim Essen und Staunen nehmen wir ab, werden gesünder, haben gute Laune, keinen Hunger mehr und auch kein schlechtes Gewissen, wenn ein Tag mal nicht ganz so „gesund" ist. Morgen geht's wieder mit LOW FETT 30 weiter. Bei Ihnen auch?

Abkürzungen in der Tabelle

kcal	=	Kilokalorien
g	=	Gramm
kg	=	Kilogramm
EL	=	Eßlöffel
TL	=	Teelöffel
ml	=	Milliliter
cl	=	Zentiliter
Port.	=	Portion
i.Tr.	=	in der Trockenmasse
Tr.-Produkt	=	Trockenprodukt
TK-	=	Tiefkühl-

○	=	eignet sich für LOW FETT 30
●	=	eignet sich nicht für LOW FETT 30
● (grau)	=	eignet sich bedingt für LOW FETT 30

Die Angaben zu den Inhaltsstoffen beziehen sich bei den Lebensmitteln und Gerichten zunächst auf 100 g verzehrbaren Anteil.
Im Anschluß daran folgen die Werte für übliche Portionsgrößen, wie z.B. 1 Scheibe, 1 Eßlöffel oder 1 Glas.

Lebensmittel (verzehrbarer Anteil)	*Energie (kcal)*	*Fett (g)*	*Fettkalorien (%)*	*geeignet*
EIER UND ZUBEREITUNGEN				
Hühnerei, roh	154	11	64	●
1 Stück (Gewichtsklasse M = 60 g)	92			
Eigelb, roh	348	32	83	●
Eigelb, mittelgroß (20 g), roh	70			
Eiweiß, roh	50	0	0	○
Eiweiß, mittelgroß (35 g), roh	18			
Crêpes	268	14	47	◐
1 Port. (180 g)	482			
Eierpfannkuchen	221	11	45	◐
1 Port. (180 g)	398			
Eierstich (Suppeneinlage)	119	8	61	●
1 Port. (20 g)	24			
Kaiserschmarrn	251	13	47	◐
1 Port. (180 g)	452			
Omelett	241	21	78	●
1 Port. (150 g)	362			
Omelett mit Champignons	184	16	78	●
1 Port. (150 g)	276			
Salzburger Nockerln	209	11	47	◐
1 Port. (180 g)	376			
FETTE UND ÖLE				
Generell sollten Sie bei Fetten auf gehärtete Sorten verzichten. Verwenden Sie statt dessen hochwertige kalt gepreßte Öle und ungehärtete Margarinesorten.				
Butter	741	83	100	●
1 TL (5 g)	37			
1 Port. (20 g)	148			
Butterschmalz	880	100	100	●
1 EL (15 g)	132			
Distelöl (Safloröl)	879	100	100	●
1 EL (15 g)	132			
Gänsefett/-schmalz	883	100	100	●
1 EL (15 g)	132			
Halbfettmargarine	362	40	99	●
1 TL (5 g)	18			
Kokosfett	878	99	100	●
1 Würfel (25 g)	220			
Maiskeimöl	883	100	100	●
1 EL (15 g)	132			

Lebensmittel (verzehrbarer Anteil)	*Energie (kcal)*	*Fett (g)*	*Fettkalorien (%)*	*geeignet*
Margarine	709	80	100	●
1 TL (5 g)	35			
Mayonnaise 80% Fett (Fertigprodukt)	743	83	100	●
1 EL (15 g)	111			
Olivenöl	881	100	100	●
1 EL (15 g)	132			
Salatmayonnaise 50% Fett (Fertigprodukt)	482	52	97	●
1 EL (20 g)	96			
Schweineschmalz	882	100	100	●
1 EL (15 g)	132			
Sojaöl	871	99	100	●
1 EL (15 g)	131			
Sonnenblumenöl	882	100	100	●
1 EL (15 g)	132			
FISCH, MEERESFRÜCHTE UND ZUBEREITUNG				
Aal, roh	281	25	80	●
1 Port. (150 g)	339			
geräuchert	290	26	81	●
1 Port. (50 g)	145			
Barsch (Flußbarsch), roh	82	1	11	○
1 Port. (150 g)	123			
Bückling, roh	217	16	66	●
1 Port. (150 g)	326			
Forelle, roh	113	3	24	○
1 Port. (150 g)	170			
geräuchert	120	4	30	○
1 Port. (50 g)	60			
Hecht, roh	82	1	11	○
1 Port. (150 g)	123			
Heilbutt, weiß, roh	97	2	19	○
1 Port. (150 g)	146			
weiß, gegrillt	148	6	36	◐
1 Port. (150 g)	222			
schwarz, geräuchert	186	15	73	●
1 Port. (50 g)	93			
Hering, roh	206	15	66	●
1 Port. (150 g)	309			
Bismarckhering	153	10	59	◐
1 Stück (150 g)	230			
Brathering	162	9	50	◐
1 Stück (200 g)	324			

Lebensmittel (verzehrbarer Anteil)	*Energie (kcal)*	*Fett (g)*	*Fettkalorien (%)*	*geeignet*
Filet in Dillsauce (Kons.), 1 Port. (100 g)	174	12	62	●
Filet in Senfcreme (Kons.), 1 Port. (100 g)	176	14	72	●
Filet in Tomatensauce (Kons.), 1 Port. (100 g)	184	13	64	●
Filet Matjesart	209	16	69	●
1 Filet (80 g)	167			
geräuchert	217	16	66	●
1 Port. (50 g)	109			
Heringssalat	204	15	66	●
1 Port. (75 g)	153			
mager, gesalzen	110	5	41	● (grau)
1 Port. (125 g)	138			
Rollmöpse	137	9	59	● (grau)
1 Port. (150 g)	206			
Kabeljau (Dorsch), roh	77	1	12	○
1 Port. (150 g)	116			
gebacken	122	6	44	● (grau)
1 Port. (150 g)	183			
geräuchert	81	1	11	○
1 Port. (150 g)	122			
Karpfen, roh	116	5	39	● (grau)
1 Port. (150 g)	174			
blau	130	5	35	● (grau)
1 Port. (150 g)	195			
Kaviar, echt	259	16	56	● (grau)
1 TL (5 g)	13			
Ersatz	102	3	26	○
1 TL (5 g)	5			
Lachs, roh	131	6	41	● (grau)
1 Port. (150 g)	197			
gebraten	170	9	48	● (grau)
1 Port. (150 g)	255			
gekocht	138	7	46	● (grau)
1 Port. (150 g)	207			
Makrele, roh	182	12	59	● (grau)
1 Port. (150 g)	273			
geräuchert	192	13	61	●
1 Port. (50 g)	96			
in Öl (Kons.)	316	29	83	●
1 Port. (150 g)	474			
Rotbarsch, roh	107	4	34	● (grau)
1 Port. (150 g)	161			

Lebensmittel (verzehrbarer Anteil)	*Energie (kcal)*	*Fett (g)*	*Fettkalorien (%)*	*geeignet*
Filet in Sauce (Zub.)	117	7	54	◐
1 Port. (250 g)	293			
Sardellen, roh	102	2	18	○
1 Port. (150 g)	153			
geräuchert	108	2	17	○
1 Stück (5 g)	5			
in Öl (Kons.)	80	2	23	○
1 Stück (5 g)	4			
Sardellenpaste	195	11	51	◐
1 TL (5 g)	10			
Sardinen, roh	119	5	38	◐
1 Port. (150 g)	179			
geräuchert	83	1	11	○
1 Port. (150 g)	189			
in Öl (Kons.)	266	23	78	●
1 Stück (25 g)	67			
Schellfisch, roh	78	1	12	○
1 Port. (150 g)	125			
Schillerlocke, geräuchert	162	9	50	◐
1 Port. (50 g)	81			
Scholle, roh	90	2	20	○
1 Port. (150 g)	135			
in Rahmsauce (Zub.)	155	12	70	●
Port. (250 g)	388			
Seehecht (Hechtdorsch), roh	92	3	29	○
1 Port. (150 g)	138			
Seelachsfilet, roh	82	1	11	○
1 Port. (150 g)	123			
Seezunge, roh	83	1	11	○
1 Port. (150 g)	125			
geräuchert	88	1	10	○
1 Port. (150 g)	132			
Sprotten, roh	214	17	71	●
1 Port. (150 g)	321			
Sprotte, Konserve, abgetropft	212	16	68	●
1 Port. (50 g)	84			
Steinbutt, roh	83	2	22	○
1 Port. (150 g)	125			
Thunfisch in Öl (Kons.)	347	31	80	●
1 Dose (180 g)	625			
Thunfischsalat mit Mayonnaise	153	14	82	●
1 Port. (150 g)	230			
Thunfisch im eigenen Saft (100 g)	174	5	26	○
Tintenfisch, paniert	174	10	52	◐
1 Port. (150 g)	261			

Lebensmittel (verzehrbarer Anteil)	*Energie (kcal)*	*Fett (g)*	*Fettkalorien (%)*	*geeignet*
Zander, geräuchert	90	1	10	○
1 Port. (50 g)	45			
Fischfrikadelle, gebacken	232	17	66	●
1 Port. (140 g)	325			
Fischstäbchen, gebacken	236	10	38	◐
1 Port. (150 g)	354			
Fischburger (1 Port.)	450	26	52	◐
Garnelen, roh				
1 Port. (100 g)	102	2	18	○
Hummerfleisch, roh				
1 Port. (100 g)	88	1	10	○
Krabben, roh				
1 Port. (100 g)	91	1	10	○
Krebsfleisch, roh				
1 Port. (100 g)	91	1	10	○
Languste, roh				
1 Port. (100 g)	102	2	18	○
Miesmuschel, roh				
1 Port. (100 g)	70	1	13	○
Venusmuschel, roh	77	1	12	○
1 Port. (50 g)	39	0	0	○
FLEISCH UND ZUBEREITUNG KALBFLEISCH				
Brust (Spannrippe), roh	131	6	41	◐
1 Port. (125 g)	164			
Filet, mager, roh	95	1,5	14	○
1 Port. (125 g)	118			
mittelfett	157	9	52	◐
1 Port. (125 g)	196			
Gulaschfleisch, mittelfett, roh	125	5	36	◐
1 Port. (125 g)	156			
Haxe, mager, roh	123	4	29	○
1 Port. (125 g)	128			
mittelfett	112	3	24	○
1 Port. (125 g)	140			
Nacken (Kamm), mager, roh	119	4	30	◐
1 Port. (125 g)	149			
mittelfett	128	6	42	◐
1 Port. (125 g)	160			
Rouladenfleisch, mager, roh	102	2	18	○
1 Port. (125 g)	128			
mittelfett	112	3	24	○
1 Port. (125 g)	140			

Lebensmittel (verzehrbarer Anteil)	*Energie (kcal)*	*Fett (g)*	*Fettkalorien (%)*	*geeignet*
Schnitzel, mager, roh	102	2	18	○
1 Port. (125 g)	128			
mittelfett	112	3	24	○
1 Port. (125 g)	140			
Wiener Schnitzel	220	10	41	◐
1 Port. (150 g)	321			
Schnitzel natur (Zub.)	214	10	42	◐
1 Port. (150 g)	330			
Schulter (Bug), roh	107	3	25	○
1 Port. (125 g)	134			
Steak, mager, roh	105	3	26	○
1 Port. (125 g)	131			
mittelfett	146	8	49	◐
1 Port. (125 g)	183			
RINDFLEISCH				
Fehlrippe, roh	146	6	37	◐
1 Port. (125 g)	183			
Filet (Lende), mager, roh	121	4	30	○
1 Port. (125 g)	151			
mittelfett	121	4	30	○
1 Port. (125 g)	151			
Gulaschfleisch, mager, roh	129	5	35	◐
1 Port. (125 g)	161			
mittelfett	155	9	52	◐
1 Port. (125 g)	194			
Gulasch (Kons.)	125	6	43	◐
1 Port. (125 g)	156			
Gulaschsuppe (selbstgemacht)	56	4	64	●
1 Teller (250 g)	140			
Gulaschsuppe (Kons.)	110	6	49	◐
1 Tasse (150 g)	165			
Szegediner Gulasch	98	7	64	●
1 Port. (240 g)	235			
Ungarisches Gulasch	92	6	59	◐
1 Port. (160 g)	147			
Hackfleisch, roh	202	14	62	●
1 Port. (125 g)	253			
Beefsteak, deutsch	249	16	58	◐
1 Port. (150 g)	374			
Fleischklößchen	260	15	52	◐
1 Port. (150 g)	390			
Frikadelle	214	12	50	◐
1 Port. (180 g)	385			

Lebensmittel (verzehrbarer Anteil)	*Energie (kcal)*	*Fett (g)*	*Fettkalorien (%)*	*geeignet*
Hackbraten	203	11	49	◉
1 Port. (150 g)	305			
Hackfleisch, halb u. halb, roh	230	17	67	●
1 Port. (125 g)	288			
Hamburger (1 Port.)	260	10	35	◉
Hinterbein (Hesse), mager, roh	134	5	34	◉
1 Port. (125 g)	168			
mittelfett	176	10	51	◉
1 Port. (125 g)	220			
Hochrippe, roh	159	8	45	◉
1 Port. (125 g)	199			
Keule, mager, roh	121	4	30	○
1 Port. (125 g)	151			
mittelfett	148	8	49	◉
1 Port. (125 g)	185			
Kotelett, mager, roh	130	4	28	○
1 Port. (125 g)	163			
mittelfett	160	9	51	◉
1 Port. (125 g)	200			
Nacken (Kamm), mager, roh	149	8	48	◉
1 Port. (125 g)	186			
mittelfett	160	9	51	◉
1 Port. (125 g)	200			
Oberschale, roh	111	3	24	○
1 Port. (125 g)	139			
Ochsenschwanz, roh	183	12	59	◉
Suppe, geb. (Kons.)	76	4	47	◉
1 Tasse (150 g)	114			
Rouladenfleisch, mager, roh	121	4	30	○
1 Port. (125 g)	151			
mittelfett	148	8	49	◉
1 Port. (125 g)	185			
mit Sauce (Zub.)	122	8	59	◉
1 Port. (250 g)	450			
Konserve	180	14	70	●
1 Port. (200 g)	244			
Rücken (Roastbeef), mager, roh	130	4	28	○
1 Port. (125 g)	163			
mittelfett	167	9	49	◉
1 Port. (125 g)	209			
Schulter (Bug), mittelfett, roh	155	9	52	◉
1 Port. (125 g)	194			
Rumpsteak, gegrillt	225	12	48	◉
1 Port. (150 g)	338			

Lebensmittel (verzehrbarer Anteil)	*Energie (kcal)*	*Fett (g)*	*Fettkalorien (%)*	*geeignet*
Tatar, roh	113	3	24	○
1 Port. (75 g)	85			
Vorderbein (Hesse), mager, roh	134	5	34	◐
1 Port. (125 g)	168			
Sauerbraten mit Sauce	119	8	61	●
1 Port. (200 g)	238			
Tafelspitz, gekocht	163	7	39	◐
1 Port. (125 g)	204			
SCHWEINEFLEISCH				
Bauch (Dünnung), mittelfett, roh	320	29	82	●
1 Port. (125 g)	400			
gefüllt	262	22	76	●
1 Port. (150 g)	393			
Brust (Spannrippe), roh	187	12	58	◐
1 Port. (125 g)	234			
Haxe, mittelfett, roh	178	11	56	◐
1 Port. (125 g)	223			
fett	209	15	65	●
1 Port. (125 g)	261			
mit Sauerkraut	219	13	53	◐
1 Port. (200 g)	438			
Filetfleisch, roh	107	2	17	○
1 Port. (125 g)	134			
gebraten	181	7	35	◐
1 Port. (125 g)	226			
Gulaschfleisch, mager, roh	161	9	50	◐
1 Port. (125 g)	201			
gegart	120	8	60	◐
1 Port. (200 g)	240			
Hackfleisch, roh	250	20	72	●
1 Port. (125 g)	313			
Hackfleisch, halb und halb, roh	230	17	67	●
Kotelett, roh	133	5	34	◐
1 Port. (125 g)	166			
Nacken (Kamm), roh	169	10	53	◐
1 Port. (125 g)	211			
Schnitzelfleisch, roh	107	2	17	○
1 Port. (125 g)	134			
paniert	230	12	47	◐
1 Port. (150 g)	345			
Cordon bleu	204	10	44	◐
1 Port. (150 g)	306			
Jägerschnitzel	158	8	46	◐
1 Port. (180 g)	284			

Lebensmittel (verzehrbarer Anteil)	*Energie (kcal)*	*Fett (g)*	*Fettkalorien (%)*	*geeignet*
Rahmschnitzel	132	8	55	◐
1 Port. (150 g)	198			
Schnitzel natur	214	12	50	◐
1 Port. (125 g)	268			
Steak, mager, roh	133	5	34	◐
1 Port. (125 g)	166			
mittelfett	170	10	53	◐
1 Port. (125 g)	213			
gebraten	242	15	56	◐
1 Port. (125 g)	303			
Kasseler	141	6	38	◐
1 Scheibe (20 g)	28			
Kasseler Rippenspeer in Kraut	54	3	50	◐
1 Port. (200 g)	108			
Schaschlik	270	24	80	●
1 Port. (125 g)	338			
LAMMFLEISCH				
Lammbraten (Zub.)	184	16	78	●
1 Port. (200 g)	368			
Lammfilet	140	4	26	○
1 Port. (125 g)	175			
Lammkeule	295	23	70	●
1 Port. (200 g)	590			
Lammkotelett mit Knochen (Zub.)	263	18	62	●
1 Port. (240 g)	631			
Schaffleisch, roh	222	17	69	●
1 Port. (125 g)	278			
GEFLÜGEL UND WILD				
Ente, Fleisch mit Haut, roh	225	17	68	●
1 Port. (125 g)	281			
Fasan, Fleisch, roh	135	5	33	◐
1 Port. (125 g)	169			
Gans, Fleisch mit Haut, roh	338	31	83	●
1 Port. (125 g)	423			
Hähnchenbrust, roh	102	1	9	○
1 Port. (125 g)	128			
Huhn, Fleisch, roh	276	18	59	◐
1 Port. (125 g)	345			
Hähnchenkeule, roh	110	3	25	◐
1 Port. (125 g)	138			
Hühnerbrust, gebraten	137	9	59	◐
1 Port. (125 g)	171			

Lebensmittel (verzehrbarer Anteil)	*Energie (kcal)*	*Fett (g)*	*Fettkalorien (%)*	*geeignet*
Pute, Fleisch mit Haut, roh	216	15	63	●
1 Port. (125 g)	270			
Brust, roh	107	1	8	○
1 Port. (125 g)	134			
Keule, roh	189	10	48	◍
1 Port. (125 g)	236			
Schnitzel, gebraten	145	5	31	◍
1 Port. (150 g)	218			
Rebhuhn, Fleisch, roh	222	9	36	◍
1 Port. (125 g)	278			
Wachtel, Fleisch, roh	175	10	51	◍
1 Port. (125 g)	219			
Hase, Fleisch, roh	116	3	23	○
1 Port. (125 g)	145			
Hauskaninchen, Fleisch, roh	146	8	49	◍
1 Port. (125 g)	183			
Reh, Keule, roh	97	1	9	○
1 Port. (200 g)	194			
Rücken	122	4	30	○
1 Port. (125 g)	153			
Wildschwein, Keule, roh	109	3	25	○
1 Port. (200 g)	218			
INNEREIEN				
Bries, Kalb, roh	100	3	27	○
1 Port. (125 g)	125			
Herz, Rind, roh	97	3	28	○
1 Port. (125 g)	121			
Hirn, Kalb, roh	117	8	62	●
1 Port. (125 g)	146			
Leber, Kalb, roh	139	4	26	○
1 Port. (125 g)	174			
Rind, roh	139	4	26	○
1 Port. (125 g)	174			
Schwein, roh	117	3	23	○
1 Port. (125 g)	146			
Niere, Kalb, roh	112	5	40	◍
1 Port. (125 g)	140			
Rind, roh	96	3	28	○
1 Port. (125 g)	120			
Schwein, roh	110	5	41	◍
1 Port. (125 g)	138			
Zunge, Rind, roh	195	13	60	◍
1 Port. (125 g)	244			

Lebensmittel (verzehrbarer Anteil)	*Energie (kcal)*	*Fett (g)*	*Fettkalorien (%)*	*geeignet*
FLEISCH- UND WURSTWAREN				
Bierschinken/Schinkenpastete	179	12	60	●
1 Scheibe (30 g)	54			
Bierwurst	253	23	82	●
1 Scheibe (30 g)	76			
Blutwurst	345	31	81	●
1 Scheibe (30 g)	104			
Bockwurst	295	26	79	●
1 Stück (115 g)	339			
Bratwurst, geräuchert	301	25	75	●
1 Stück (150 g)	452			
Cabanossi	311	29	84	●
1 Port. (125 g)	389			
Cervelatwurst	296	23	70	●
1 Scheibe (30 g)	89			
Cocktailwürstchen	303	28	83	●
1 Glas (125 g) = 20 Stück	379			
Corned beef, deutsch (Kons.)	126	3	21	○
1 Scheibe (25 g)	32			
Debreziner (Brühwurst)	312	29	84	●
1 Stück (125 g)	390			
Fleischkäse	351	38	97	●
1 Scheibe (30 g)	105			
Frankfurter Würstchen (1 Paar, 100 g)	286	25	79	●
Gänseleberpastete	210	14	60	● (grau)
1 Port. (30 g)	63			
Geflügelmortadella	181	11	55	● (grau)
1 Scheibe (30 g)	54			
Gelbwurst	284	27	86	●
1 Scheibe (30 g)	85			
Kalbsleberwurst	322	28	78	●
1 Port. (30 g)	97			
Käse-Schinken-Wurst	226	17	68	●
1 Port. (30 g)	68			
Katenrauchwurst	316	28	80	●
1 Port. (30 g)	95			
Knackwurst/Dicke/Rote	295	26	79	●
1 Stück (125 g)	369			
Kochsalami	314	29	83	●
1 Port. (30 g)	94			
Krakauer	264	23	78	●
1 Port. (30 g)	79			
Kümmelwurst (Rohwurst)	326	30	83	●
1 Port. (30 g)	98			

Lebensmittel (verzehrbarer Anteil)	*Energie (kcal)*	*Fett (g)*	*Fettkalorien (%)*	*geeignet*
Landjäger	374	36	87	●
1 Port. (30 g)	112			
Leberkäse	283	24	76	●
1 Scheibe (30 g)	85			
Leberpastete	266	23	78	●
1 Port. (30 g)	80			
Leberwurst, Hausmacher Art	436	44	91	●
1 Port. (30 g)	131			
mit Kräutern	362	34	85	●
1 Port. (30 g)	109			
Lyoner, fettarm	308	27	79	●
1 Scheibe (20 g)	62			
Mettwurst, grob	340	30	79	●
1 Port. (30 g)	102			
Mortadella, fettarm	289	26	81	●
1 Scheibe (30 g)	87			
Zamek Mortadella	141	8	51	◐
Plockwurst	396	36	82	●
1 Port. (30 g)	119			
Rauchfleisch	128	6	42	◐
1 Port. (30 g)	38			
Rindswurst	241	19	71	●
1 Stück (125 g)	301			
Rostbratwurst, roh	243	17	63	●
1 Stück (150 g)	365			
Salami	316	28	80	●
1 dünne Scheibe (10 g)	32			
Saumagen, Pfälzer	185	12	58	◐
1 Port. (125 g)	231			
Schinken, gekocht	215	13	54	◐
1 Scheibe (40 g)	86			
Tulip, Hauchschnitt	100	1	9	○
roh, geräuchert	360	30	75	●
1 Scheibe (30 g)	108			
Lachsschinken ohne Fettrand	107	2	17	○
Westf. Saftschinken Herta	110	3	25	○
Schinkenwurst, Göttinger	358	32	80	●
1 Port. (30 g)	107			
Schwartenmagen	304	28	83	●
1 Port. (30 g)	91			
Schwarzwälder Speck	118	5	38	◐
1 Scheibe (30 g)	35			
Schweinezungensülze	105	3	26	○
1 Port. (30 g)	32			

Lebensmittel (verzehrbarer Anteil)	*Energie (kcal)*	*Fett (g)*	*Fettkalorien (%)*	*geeignet*
Speck, durchwachsen	697	77	99	●
1 Scheibe (30 g)	209			
Streichmettwurst	369	34	83	●
1 Port. (30 g)	111			
Sülzkotelett	141	8	51	◍
1 Port. (200 g)	282			
Zamek Putensülze	102	3	26	○
Teewurst	366	35	86	●
1 Port. (30 g)	110			
Thüringer Rotwurst	345	31	81	●
1 Scheibe (30 g)	104			
Weißwurst, roh	289	25	78	●
1 Stück (125 g)	361			
Wiener Würstchen (Kons.)	303	28	83	●
1 Paar (70 g)	212			
Zungenblutwurst	363	35	87	●
1 Scheibe (30 g)	109			
GEMÜSE, GEMÜSEPRODUKTE UND ZUBEREITUNGEN				
Artischocke, roh	22	0	0	○
1 Stück (250 g)	55			
Artischockenböden (Kons.)	12	0	0	○
1 Port. (150 g)	18			
Aubergine, roh	17	0	0	○
1 Stück (200 g)	34			
Avocado	217	24	100	●
1 Stück, mittelgroß (300 g)	651			
Bambussprossen	18	0	0	○
1 Port. (50 g)	9			
Bleichsellerie, roh	17	0	0	○
1 Port. (200 g)	34			
Blumenkohl, roh	23	0	0	○
1 Port. (200 g)	46			
Bohnen, dick, getrocknet	234	2	8	○
1 Port. (75 g)	176			
Kidneybohnen (Kons.)	63	0	0	○
1 Port. (200 g)	126			
Limabohnen (Kons.)	65	0	0	○
1 Dose (150 g) Konserve	98			
Mungobohnensprossen, roh	24	0	0	○
1 Port. (50 g)	12			
Sojabohnen, getrocknet	416	17	37	◍
1 Port. (50 g)	208			

Lebensmittel (verzehrbarer Anteil)	*Energie (kcal)*	*Fett (g)*	*Fettkalorien (%)*	*geeignet*
Sojabohnenprossen, roh	52	1	17	○
1 Port. (50 g)	26			
Sojabohnensprossen (Kons.)	41	1	22	○
1 Port. (50 g)	21			
weiß, getrocknet	263	2	7	○
1 Port. (50 g)	132			
Wachsbohnen, roh	32	0	0	○
1 Port. (200 g)	64			
Brokkoli, roh	26	0	0	○
1 Port. (200 g)	52			
Chicorée, roh	17	0	0	○
1 Port. (200 g)	34			
Chinakohl, roh	14	0	0	○
1 Port. (200 g)	28			
Eisbergsalat	13	0	0	○
1 Port. (75 g)	10			
Endivien (Escariol)	11	0	0	○
1 Port. (75 g)	8			
Erbsen, grün, roh	82	0	0	○
1 Port. (200 g)	164			
grün, getrocknet	105	1	9	○
1 Port. (50 g)	53			
geschält, tiefgefroren	290	2	6	○
1 Port. (200 g)	580			
grün, Gemüse	111	4	32	●
1 Port. (200 g)	222			
Kichererbsen, getrocknet	268	3	10	○
1 Port. (50 g)	134			
Feldsalat	14	0	0	○
1 Port. (75 g)	11			
Fenchel, roh	25	0	0	○
1 kl. Knolle (130 g)	33			
Getreidesprossen	70	0	0	○
1 Port. (50 g)	35			
Grünkohl, roh	37	1	24	○
1 Port. (200 g)	74			
Gurke, roh	12	0	0	○
1 Stück (400 g)	48			
Karotten, roh	26	0	0	○
1 Stück (40 g)	10			
Saft	22	0	0	○
Knoblauch	142	0	0	○
1 Zehe (2 g)	3			

Lebensmittel (verzehrbarer Anteil)	*Energie (kcal)*	*Fett (g)*	*Fettkalorien (%)*	*geeignet*
Kohlrabi, roh	25	0	0	○
1 Port. (200 g)	50			
Kohlrübe (Steckrübe), roh	27	0	0	○
1 Port. (200 g)	54			
Kopfsalat	12	0	0	○
1 Port. (75 g)	9			
Kresse	38	1	24	○
1 Port. (25 g)	10			
Kürbis, roh	27	0	0	○
1 Port. (125 g)	34			
Konserve, ungesüßt	9	0	0	○
1 Port. (125 g)	11			
Lauch (Porree), roh	26	0	0	○
1 Port. (200 g)	52			
Linsen, getrocknet	309	1	3	○
1 Port. (50 g)	155			
Sprossen, roh	119	1	8	○
1 Port. (50 g)	60			
Luzernensprossen (Alfalfa)	32	1	28	○
1 Port. (30 g)	10			
Mangold, roh	25	0	0	○
1 Port. (200 g)	50			
Maniok (Cassava)	137	0	0	○
1 Port. (200 g)	274			
Meerrettich, roh	64	0	0	○
1 Port. (200 g)	128			
Konserve, 1 geh. TL (8 g)	4	0	0	○
Oliven, grün	130	13	90	●
1 Stück (3 g)	4			
schwarz	353	36	92	●
1 Stück (3 g)	11			
Okras, roh	20	0	0	○
1 Port. (200 g)	40			
Paprikaschote, roh	20	0	0	○
1 Stück (100 g)	20			
Gemüse	46	3	59	●
1 Port. (200 g)	92			
Petersilie	53	0	0	○
1 Bund (20 g)	11			
Palmenherzen, roh	36	0	0	○
1 Port. (200 g)	72			
Perlzwiebeln (Kons.)	48	0	0	○
1 Stück (2 g)	1			

Lebensmittel (verzehrbarer Anteil)	*Energie (kcal)*	*Fett (g)*	*Fettkalorien (%)*	*geeignet*
Pfefferschoten, roh	38	0	0	○
1 Port. (30 g)	11			
Radicchio	14	0	0	○
1 Port. (75 g)	11			
Radieschen	15	0	0	○
1 Stück (5 g)	1			
Rettich, roh	14	0	0	○
1 Stück, mittelgroß (160 g)	22			
Romanosalat	16	0	0	○
1 Port. (75 g)	12			
Rosenkohl, roh	36	0	0	○
1 Port. (200 g)	72			
Rote Bete, roh	42	0	0	○
1 Port. (200 g)	84			
Sauerkonserve	27	0	0	○
1 Port. (200 g)	54			
Rotkohl, roh	23	0	0	○
1 Port. (200 g)	46			
Gemüse	55	3	49	●
1 Port. (200 g)	110			
Sauerkraut, abgetropft, roh	17	0	0	○
1 Port. (200 g)	34			
Konserve	16	0	0	○
1 Port. (200 g)	32			
Schalotten, roh	22	0	0	○
1 Stück (20 g)	4			
Schnittlauch, frisch, roh	27	1	33	●
1 Bund (20 g)	5			
Schwarzwurzeln, roh	17	0	0	○
1 Port. (200 g)	34			
Sellerie, roh	17	0	0	○
1 Port. (200 g)	34			
Salat (Sauerkonserve)	11	0	0	○
1 Glas (340 g)	37			
Spargel, roh	18	0	0	○
1 Port. (200 g)	36			
Spinat, roh	17	0	0	○
1 Port. (200 g)	34			
Spitzkohl, roh	23	0	0	○
1 Port. (200 g)	46			
Suppengrün	24	0	0	○
1 Port. (200 g)	48			
Tomaten, roh	17	0	0	○
1 Stück (65 g)	11			

Lebensmittel (verzehrbarer Anteil)	*Energie (kcal)*	*Fett (g)*	*Fettkalorien (%)*	*geeignet*
Tomaten-Gemüse-Saft	15	0	0	○
1 Glas (200 ml)	15			
Tomatenpaprika (Sauerkons.)	20	0	0	○
1 Port. (100 g)	20			
Topinambur	31	0	0	○
1 Port. (200 g)	62			
Weißkohl, roh	25	0	0	○
1 Port. (200 g)	50			
Wirsingkohl, roh	26	0	0	○
1 Port. (200 g)	52			
Zucchini, roh	19	0	0	○
1 Stück, mittelgroß (200 g)	38			
Zuckermais, roh	89	1	10	○
Konserve	76	1	12	○
Zwiebeln, roh	28	0	0	○
1 Stück (30 g)	8			
SAUERKONSERVEN				
Kühne Feine Gürkchen	43	0	0	○
Kühne Kräuterwürzige Zwiebeln	30	0	0	○
Kühne Rote Beete Kugeln	62	0	0	○
Kühne Delikateß-Gurken „Spreewälder Art“	23	0	0	○
Kühne Petitos Cornichons „würzig-süß“	42	0	0	○
Kühne Cocktail Cornichons	27	0	0	○
Kühne Senfgurken	35	0	0	○
Kühne Silberzwiebeln	34	0	0	○
Kühne Mixed Pickles	30	0	0	○
Kühne Maiskölbchen	41	1	22	○
Kühne Rote Beete Scheiben	48	0	0	○
Kühne Karottensalat	49	0	0	○
Kühne Selleriesalat Feinschnitt	38	0	0	○
Kühne Mexico Salat	68	1	13	○
Kühne Puszta Salat	29	0	0	○
Kühne Holsteiner Apfelrotkohl	62	0	0	○
Kühne Ananasweinkraut	34	0	0	○
Kühne Sauerkraut mild	26	0	0	○
Kühne Holsteiner Faßkraut	20	0	0	○

Lebensmittel (verzehrbarer Anteil)	*Energie (kcal)*	*Fett (g)*	*Fettkalorien (%)*	*geeignet*
KARTOFFELN, KARTOFFELPRODUKTE UND ZUBEREITUNGEN				
Kartoffeln, geschält, roh	71	0	0	○
1 Port. (200 g)	142			
Béchamelkartoffeln	79	4	46	◑
1 Port. (250 g)	198			
Bratkartoffeln	112	6	48	◑
1 Port. (200 g)	224			
Brei	68	1	13	○
1 Port. (200 g)	136			
Chips	535	39	66	●
1 Beutel (175 g)	936			
Klöße aus gek. Kart.	100	2	18	○
1 Port. (200 g)	200			
Klöße halb u. halb, Tr.-Produkt	84	1	11	○
1 Port. Pulver (50 g)	42			
Kroketten	144	5	31	◑
1 Port. (150 g)	216			
Pellkartoffeln	71	0	0	○
1 Port. (200 g)	142			
Pommes frites	157	10	57	◑
1 Port. (150 g)	236			
Agrarfrost Backfrites 3%	147	3	18	○
Puffer	146	8	49	◑
1 Port. (200 g)	292			
Püree, Tr.-Produkt (Zub.)	79	3	34	◑
1 Port. (40 g)	32			
Rösti	147	10	61	●
1 Port. (150 g)	221			
Stärkemehl	341	0	0	○
1 TL (5 g)	17			
Süßkartoffeln (Batate)	111	1	8	○
1 Port. (200 g)	222			
Sticks, 1 Beutel (100 g)	492	32	59	◑
Wolff Stickletti	342	4	11	○
Wolff Stickletti + Brezli	350	5	13	○
Wolff Maxi Brezli	362	6	15	○
Wolff Große Goldbrezel	362	6	15	○
Wolff PomPomeris Original	417	9	19	○
Wolff PomPomeris Crème Fraîche	417	9	19	○
Wolff PomPomeris Pepper	417	9	19	○
Kroepoek	340	1	3	○

Lebensmittel (verzehrbarer Anteil)	*Energie (kcal)*	*Fett (g)*	*Fettkalorien (%)*	*geeignet*
PILZE				
Champignons, roh	22	0	0	○
Konserve	12	0	0	○
Morcheln	27	0	0	○
Pfifferlinge, Konserve	10	0	0	○
Shiitakepilze, roh	60	0	0	○
getrocknet (25 g)	86	0	0	○
Steinpilze, roh	24	1	38	●
getrocknet (25 g)	68	1	13	○
Trüffeln	48	1	19	○
1 Port. (10 g)	5	0	0	○
ALKOHOLFREIE GETRÄNKE				
Mineralwasser ist optimal, Früchtetee und Apfelschorle sind gut geeignet, Heiltee wegen der medizinischen Wirkung nur bedingt, ebenso Kaffee und schwarzer Tee. Limonaden haben zwar kein Fett aber einfach zu viel Zucker. Besser sind Fruchtsaft-Mineralwasser-Mischungen.				
Colagetränk (coffeinhaltig)	61	0	0	○
1 Glas (200 ml)	122			
Früchtetee	0	0	0	○
1 Tasse (150 ml)	0			
Fruchtsaftgetränk aus Beerenobst	51	0	0	○
1 Glas (200 ml)	102			
aus Kernobst	55	0	0	○
1 Glas (200 ml)	110			
aus Steinobst	46	0	0	○
1 Glas (200 ml)	91			
aus Trauben	62	0	0	○
1 Glas (200 ml)	124			
aus Zitrusfrüchten	47	0	0	○
1 Glas (200 ml)	94			
Kaffee mit Milch u. Zucker	36	1	25	○
1 Tasse (150 ml)	54			
Kokosmilch	24	0	0	○
1 Glas (200 ml)	48			
Limonade	42	0	0	○
1 Glas (200 ml)	84			
Malzkaffee, Instant	314	3	9	○
1 EL Pulver (8 g)	25			

Lebensmittel (verzehrbarer Anteil)	*Energie (kcal)*	*Fett (g)*	*Fettkalorien (%)*	*geeignet*
ALKOHOLISCHE GETRÄNKE				
Apfelwein	66	0	0	○
1 Glas (200 ml)	132			
Bier, alkoholfrei	26	0	0	○
1 Glas (250 ml)	42			
Bier mit Limonade (Radler)	34	0	0	○
1 Glas (250 ml)	85			
Berliner Weiße mit Schuß	53	0	0	○
1 Glas (250 ml)	133			
Export, hell	44	0	0	○
1 Glas (250 ml)	110			
Malzbier	55	0	0	○
1 Glas (250 ml)	138			
Pils, hell	42	0	0	○
1 Glas (250 ml)	105			
Weizenbier, obergärig	43	0	0	○
1 Glas (500 ml)	215			
Champagner, trocken	79	0	0	○
1 Glas (100 ml)	79			
Eierlikör, 20 Vol.-%	285	7	22	○
1 Glas (2 cl)	57			
Rotwein, leicht	66	0	0	○
1 Glas (200 ml)	132			
mittelschwerer (Qualitätswein)	66	0	0	○
1 Glas (200 ml)	132			
schwer	78	0	0	○
1 Glas (200 ml)	156			
Sekt	79	0	0	○
1 Glas (100 ml)	79			
Weißwein, lieblich	98	0	0	○
1 Glas (125 ml)	123			
Schorle	37	0	0	○
1 Glas (200 ml)	74			
trocken	72	0	0	○
1 Glas (125 ml)	90			
Weißherbst (Qualitätswein)	88	0	0	○
1 Glas (125 ml)	110			

Lebensmittel (verzehrbarer Anteil)	*Energie (kcal)*	*Fett (g)*	*Fettkalorien (%)*	*geeignet*
GETREIDE UND GETREIDEERZEUGNISSE				
Buchweizen, geschält	340	2	5	○
1 EL (20 g)	68			
Grütze	339	2	5	○
1 EL (20 g)	68			
Schrot (Type 1700)	340	2	5	○
1 EL (20 g)	68			
Vollkornmehl	341	3	8	○
1 EL (20 g)	68			
Gerste, geschält	320	2	6	○
1 EL (20 g)	64			
Flocken	314	2	6	○
1 geh. EL (10 g)	31			
Graupen	339	1	3	○
1 EL (20 g)	68			
Grütze	314	2	6	○
1 EL (20 g)	63			
Schrot	320	2	6	○
1 EL (20 g)	64			
Grünkern, geschält	324	3	8	○
1 EL (20 g)	65			
Mehl	344	2	5	○
1 EL (20 g)	69			
Schrot (Type 1700)	324	3	8	○
1 EL (20 g)	65			
Hafer, geschält	353	7	18	○
1 geh. EL (20 g)	71			
Brei mit Ei u. Butter	128	6	42	●
1 Port. (180 g)	230			
Flocken	370	7	17	○
1 geh. EL (10 g)	37			
Flockenbrei	110	5	41	●
1 Port. (180 g)	198			
Grütze	371	6	15	○
1 EL (20 g)	74			
Schrot (Type 1700)	353	7	18	○
1 EL (20 g)	71			
Kölln Kernige Vollkornflocken (30 g)	106	2	17	○
Kölln Knusper Haferfleks (30 g)	116	2	16	○
Kölln Schmelzflocken (30 g)	106	2	17	○

Lebensmittel (verzehrbarer Anteil)	*Energie (kcal)*	*Fett (g)*	*Fettkalorien (%)*	*geeignet*
Hirse, geschält	331	4	11	○
1 geh. EL (20 g)	66			
Flocken	354	4	10	○
1 geh. EL (10 g)	35			
Mehl	345	2	5	○
1 EL (10 g)	35			
Mais	331	4	11	○
1 Port. (200 g)	662			
Cornflakes	355	1	3	○
1 Port. (20 g)	71			
Grieß	345	1	3	○
Mehl	354	3	8	○
1 geh. EL (10 g)	35			
Polenta (gebackener Maisbrei)	134	5	34	●
1 Port. (150 g)	201			
Popcorn, süß	383	2	5	○
1 Beutel (40 g)	153			
Reis, geschält, roh	347	2	5	○
1 Port. (60 g)	56			
Naturreis, gegart	112	1	8	○
1 Port. (180 g)	202			
Reismehl	348	1	3	○
1 EL (15 g)	52			
Reisstärke	348	0	0	○
1 EL (10 g)	35			
Ricecrispies	377	1	2	○
1 EL (2 g)	8			
Roggen, geschält	294	2	6	○
1 geh. EL (20 g)	59			
Mehl (Type 1150)	318	1	3	○
1 geh. EL (15 g)	48			
Vollkornmehl	294	2	6	○
1 geh. EL (15 g)	44			
Weizen, geschält	313	2	6	○
1 EL (20 g)	63			
Backschrot (Type 1700)	321	2	6	○
1 EL (20 g)	64			
Feinmehl (Type 405)	337	1	3	○
1 geh. EL (15 g)	51			
Flocken	313	2	6	○
1 geh. EL (10 g)	31			
Grieß	326	1	3	○
1 geh. EL (20 g)	65			
Grütze	326	1	3	○
1 EL (20 g)	65			

Lebensmittel (verzehrbarer Anteil)	*Energie (kcal)*	*Fett (g)*	*Fettkalorien (%)*	*geeignet*
Keime	314	9	26	○
1 geh. EL (12 g)	38			
Kleie	172	5	26	○
1 geh. EL (10 g)	17			
Mehl (Type 1050)	334	2	5	○
1 EL (15 g)	50			
TEIGWAREN				
Chinesische Eiernudeln	280	2	6	○
Chinesische Reisnudeln	369	1	2	○
Glasnudeln	160	1	6	○
Nudeln mit Ei	357	3	8	○
Nudeln, eifrei	348	1	3	○
Vollkornnudeln	323	2	6	○
FRÜHSTÜCKSCEREALIEN				
Kellogg's Bran Flakes (30 g)	98	1	9	○
Kellogg's Chocos (30 g)	113	1	8	○
Kellogg's Corn Flakes (30 g)	110	0	0	○
Kellogg's Crunchy Nut (30 g)	116	1	8	○
Kellogg's Frosties (30 g)	113	0	0	○
Kellogg's Nutri-Grain Schokomüsli (30 g)	112	3	24	○
Kellogg's Smacks (30 g)	113	0	0	○
Kellogg's Toppas (30 g)	102	0	0	○
Kölln Früchte-Vollkorn Müsli (30 g)	109	3	25	○
Dr. Oetker Früchte Müsli (30 g)	102	2	18	○
Dr. Oetker Vitalis (30 g)	106	2	17	○
BROT UND BRÖTCHEN				
Baguette	252	1	4	○
1 Stück (250 g)	630			
Fladenbrote	239	1	4	○
1 Stück (500 g)	1195			
Grahambrot	218	2	8	○
1 Scheibe (40 g)	87			
Brandt Runde Bertha, Weizen-Knäckebrot	380	6	14	○
Brandt Runde Bertha, Sesam-Knäckebrot	395	9	21	○
Brandt Runde Bertha, Roggen-Knäckebrot	320	2	6	○
Brandt Brödli	392	8	18	○

Lebensmittel (verzehrbarer Anteil)	*Energie (kcal)*	*Fett (g)*	*Fettkalorien (%)*	*geeignet*
Knäckebrot Knusperleicht (6 g)	23	0	0	○
Knäckebrot Leicht & Cross (6 g)	22	0	0	○
Knäckebrot, Mehrkorn	358	2	5	○
1 Scheibe (10 g)	36			
mit Buttermilch	358	2	5	○
1 Scheibe (10 g)	36			
mit Sesam	371	5	12	○
1 Scheibe (10 g)	37			
Leinsamenbrot	226	2	8	○
1 Scheibe (40 g)	90			
Mehrkornbrot	221	1	4	○
1 Scheibe (50 g)	111			
Mehrkornbrötchen	233	1	4	○
1 Stück (50 g)	117			
Vollkornbrot	201	1	4	○
1 Scheibe (50 g)	101			
Paniermehl	358	2	5	○
1 EL (10 g)	36			
Pumpernickel	187	1	5	○
1 Scheibe (40 g)	75			
Roggen- oder Weizenmischbrot	213	1	4	○
1 Scheibe (45 g)	96			
Roggenbrot	187	1	5	○
1 Scheibe (45 g)	84			
Roggenbrötchen	223	1	4	○
1 Stück (50 g)	112			
Roggenschrotbrot	185	1	5	○
1 Scheibe (50 g)	93			
Roggenvollkornbrot	187	1	5	○
1 Scheibe (50 g)	94			
Roggenvollkornbrötchen mit Kümmel	203	1	4	○
1 Stück (50 g)	102			
Röstbrotwürfel (Croûtons)	275	2	7	○
5 Stück (5 g)	14			
Semmelknödel	168	7	38	●
1 Stück (150 g)	252			
Toastbrot	259	3	10	○
1 Scheibe (20 g)	52			
Vollkornbrötchen	223	2	8	○
1 Stück (50 g)	112			
Weißbrot mit Rosinen	244	1	4	○
1 Scheibe (45 g)	110			
Weizenbrötchen	252	1	4	○
1 Stück (45 g)	113			

Lebensmittel (verzehrbarer Anteil)	*Energie (kcal)*	*Fett (g)*	*Fettkalorien (%)*	*geeignet*
Weizenschrotbrot	218	1	4	○
1 Scheibe (50 g)	109			
Weizenschrotbrötchen	250	1	4	○
1 Stück (50 g)	125			
Weizenvollkornbrot	249	4	14	○
1 Scheibe (50 g)	125			
Weizenvollkornbrötchen	252	1	4	○
1 Stück (50 g)	126			
mit Mohn	235	3	11	○
1 Stück (50 g)	118			
mit Rosinen	230	1	4	○
1 Stück (50 g)	115			
mit Sesam	238	4	15	○
1 Stück (50 g)	119			
mit Sonnenblumenkernen	239	4	15	○
1 Stück (50 g)	120			
Brandt Zwieback	394	6	14	○
Brandt Vollkorn-Zwieback	359	6	15	○
Brandt Bio-Zwieback	380	8	19	○
Brandt Frühstücks-Zwieback	377	6	14	○
Zwieback	365	4	10	○
1 Stück (10 g)	37			
eifrei	365	4	10	○
1 Stück (10 g)	37			
Vollkornzwieback, eifrei	352	9	23	○
1 Stück (10 g)	35			
Zwiebelroggenbrötchen	244	1	4	○
1 Stück (50 g)	122			
SÜSSES UND PIKANTES GEBÄCK				
Aachener Printen	465	21	41	●
1 Stück (20 g)	93			
ABC Russisches Brot	380	1	2	○
Amerikaner	315	9	26	○
1 Stück (150 g)	473			
Akora Lebkuchenherzen (150 g)	593	17	26	○
Baiser	364	0	0	○
1 Stück (15 g)	55			
Baumkuchen	427	22	46	●
1 Stück (70 g)	299			
Berliner (Kräppel, Krapfen)	324	13	36	●
1 Stück (55 g)	178			
Bienenstich (Hefeteig)	301	16	48	●
1 Stück (75 g)	226			

Lebensmittel (verzehrbarer Anteil)	*Energie (kcal)*	*Fett (g)*	*Fettkalorien (%)*	*geeignet*
Blätterteig, tiefgefr.	375	24	58	●
Buttergebäck	498	26	47	●
1 Stück (10 g)	50			
Butterkekse (Mürbekekse)	480	21	39	●
1 Stück (5 g)	24			
Leibniz Butterkeks	467	11	21	○
1 Stück (5 g)	23			
Butterkuchen (Hefeteig)	377	18	43	●
1 Stück (60 g)	226			
Cremetorte	316	19	54	●
1 Stück (120 g)	379			
Croissants (Butterhörnchen)	508	33	58	●
1 Stück (45 g)	229			
Dampfnudeln	325	13	36	●
1 Port. (150 g)	488			
Dominosteine (175 g)	672	16	21	○
Donauwellen, 1 Stück (100 g)	312	19	55	●
Dresdner Stollen, 1 Stück (100 g)	414	22	48	●
Elisenlebkuchen	412	20	44	●
1 Stück (40 g)	165			
Erdbeer-Sahne-Torte	202	11	49	●
1 Stück (120 g)	242			
Erdnußflips	529	35	60	●
1 Tüte (150 g)	794			
Frankfurter Kranz	363	24	60	●
1 Stück (55 g)	200			
Germknödel	299	18	54	●
1 Stück (55 g)	164			
Hefezopf mit Rosinen	303	9	27	○
1 Stück (70 g)	212			
Heidesand (Rührteig)	350	13	33	●
1 Stück (6 g)	28			
Honigkuchen, feiner	359	6	15	○
1 Stück (70 g)	251			
Kräcker	376	3	7	○
1 Stück (5 g)	19			
Laugengebäck	340	3	8	○
1 Stück (55 g)	187			
Lebkuchen, Nürnberger	412	20	44	●
1 Stück (40 g)	165			
weiße	396	5	11	○
1 Stück (40 g)	158			
Löffelbiskuit	414	8	17	○
1 Stück (5 g)	21			

Lebensmittel (verzehrbarer Anteil)	*Energie (kcal)*	*Fett (g)*	*Fettkalorien (%)*	*geeignet*
Makronen	449	24	48	◍
1 Stück (12 g)	54			
Man nehme (100 g)	435	10	21	○
Marmorkuchen	391	22	51	◍
1 Stück (70 g)	274			
Vollkornkekse	441	24	49	◍
1 Stück (5 g)	22			
Nußecken (Mürbeteig)				
1 Stück (100 g)	540	36	60	◍
Nußkuchen (Rührteig)	114	8	63	●
1 Stück (50 g)	228			
Nußprinten	465	21	41	◍
1 Stück (20 g)	93			
Obsttörtchen (Mürbeteig)	198	10	45	◍
1 Stück (130 g)	257			
Pfefferkuchen	380	9	21	○
1 Stück (10 g)	38			
Pfeffernüsse	396	5	11	○
1 Stück (6 g)	24			
Pflastersteine	386	8	19	○
1 Stück (12 g)	46			
Pims Cake Kirsch, 150 g	625	19	27	○
Plundergebäck mit Marzipan	377	21	50	◍
1 Stück (90 g)	339			
Quarkstollen (Rührteig)	366	16	39	◍
1 Stück (70 g)	256			
Quarkstrudel	224	8	32	◍
1 Stück (150 g)	336			
Quiche Lorraine	321	26	73	●
1 Port. (180 g)	578			
Rehrücken (Biskuitteig)	427	24	51	◍
1 Stück (70 g)	299			
Rheinische Mutzen (Rührteig)	296	4	12	○
1 Stück (25 g)	74			
Rührkuchen	361	16	40	◍
1 Stück (70 g)	253			
Rumkugeln	403	10	22	○
1 Stück (20 g)	81			
Russisch Brot (Buchstabengebäck)	381	1	2	○
1 Stück (5 g)	19			
Salzstangen	347	1	3	○
1 Stück (2 g)	7			
Sandkuchen	440	27	55	◍
1 Stück (70 g)	308			

Lebensmittel (verzehrbarer Anteil)	*Energie (kcal)*	*Fett (g)*	*Fettkalorien (%)*	*geeignet*
Schnecken (Hefeteig)	340	9	24	○
1 Stück (70 g)	238			
Schwarzwälder Kirschtorte	247	16	58	◍
1 Stück (120 g)	296			
Schwarzweißgebäck (Mürbeteig)	470	20	38	◍
1 Stück (10 g)	47			
Schweinsohren (Blätterteig)	502	30	54	◍
1 Stück (50 g)	251			
Spitzbuben (Mürbeteig)	570	40	63	●
1 Stück (20 g)	114			
Spritzgebäck	531	32	54	◍
1 Stück (10 g)	53			
Streuselkuchen (Hefeteig)	377	14	33	◍
1 Port. (70 g)	264			
Tortenboden (Biskuitteig)	391	19	44	◍
1 Boden (200 g)	782			
Mürbeteig	212	9	38	◍
1 Boden (300 g)	636			
Vanillekipferln (Rührteig)	488	25	46	◍
1 Stück (8 g)	39			
Brandt Schoko-Zwieback	455	15	30	○
Brandt Schoko-Zwieback (20 g)	91			
Brandt Kokos-Zwieback	420	10	21	○
Brandt Kokos-Zwieback (20 g)	84			
Zwiebelkuchen (Hefeteig)	219	13	53	◍
1 Stück (75 g)	164			
MILCH UND MILCHPRODUKTE				
Trinkmilch, 0,3% Fett	36	0	0	○
1 Glas (200 ml)	72			
1,5% Fett	48	2	38	◍
1 Glas (200 ml)	96			
3,5% Fett	64	4	56	◍
1 Glas (200 ml)	128			
3,5% Fett mit Kakao	131	4	27	○
1 Tasse (150 ml)	262			
Buttermilch	36	1	25	○
1 Glas (200 ml)	72			
Crème fraîche, 40% Fett	373	40	97	●
1 EL (15 g)	56			
Dickmilch, 1,5% Fett	46	2	39	◍
1 Glas (200 ml)	92			
3,5% Fett	64	4	56	◍
1 Glas (200 ml)	128			

Lebensmittel (verzehrbarer Anteil)	*Energie (kcal)*	*Fett (g)*	*Fettkalorien (%)*	*geeignet*
Joghurt, 0,3% Fett	46	0	0	○
1 Becher (150 g)	69			
1,5% Fett	83	2	22	○
1 Becher (150 g)	125			
3,5% Fett	66	4	55	◍
1 Becher (150 g)	99			
Kaffeesahne, 10% Fett	117	10	77	●
1 TL (5 g)	6			
Kaffeeweißer	549	35	57	◍
1 TL (3 g)	16			
Kefir, 1,5% Fett	50	2	36	◍
1 Glas (200 ml)	100			
3,5% Fett	66	4	55	◍
1 Glas (200 ml)	132			
Kondensmilch, 4% Fett	111	4	32	◍
1 TL (5 g)	6			
7,5% Fett	133	8	54	◍
1 TL (5 g)	7			
10% Fett	176	10	51	◍
1 TL (5 g)	9			
Molke	25	0	0	○
1 Glas (200 ml)	50			
Quark, mager	75	0	0	○
1 EL (30 g)	23			
20% Fett i.Tr.	100	4	36	◍
1 EL (30 g)	30			
40% Fett i.Tr.	143	10	63	●
1 EL (30 g)	43			
Qremor CremQuark	70	0	0	○
Schlagsahne, 30% Fett	288	30	94	●
1 EL (15 g)	43			
extra 38% Fett	358	38	96	●
1 EL (15 g)	18			
Schmand, 24% Fett	205	20	88	●
1 EL (15 g)	31			
Saure Sahne, 10% Fett	117	10	77	●
1 EL (15 g)	18			
Danone Actimel natur (150 g)	129	4	28	○
Danone Für Kinder (125 g)	116	2	16	○
Danone Obstgarten Joghurt (150 g)	153	2	12	○
Ehrmann DailyFit plus Frucht (150 g)	161	5	28	○

Lebensmittel (verzehrbarer Anteil)	*Energie (kcal)*	*Fett (g)*	*Fettkalorien (%)*	*geeignet*
Müllermilch Cappuccio (500 g)	410	7	15	○
Müllermilch Multivitamin-Buttermilch (500 g)	355	4	10	○
Müllermilch Milchreis pur (200 g)	220	5	20	○
Müllermilch Milchreis Schoko (200 g)	228	5	20	○
Müller Knusper-Joghurt Vanille mit Hafer (150 g)	195	5	23	○
Müller ProCult Drink Vanille (500 ml)	365	7	17	○
Müller Schlemmer Joghurt Kirsch (175 g)	186	6	29	○
Müller Schoko Vanilla (150 g)	201	6	27	○
Nestle Drink Orange (175 g)	130	2	14	○
Nestle LC 1 mit Fruchtinsel (150 g)	135	4	27	○
Nestle Lünebest Frühstücks-joghurt mit Nuß (150 g)	195	6	28	○
Weihenstephan Käpt'n Blaubär (125 g)	125	3	22	○
Zott, Starfrucht (175 g)	175	5	26	○
Schwartau Fruchtbombe	323	0	0	○
Zott Mousse au Chocolat	144	4	25	○
KÄSE				
Appenzeller 45% Fett i.Tr.	386	32	75	●
1 Scheibe (30 g)	116			
Bavaria Blu 50% Fett i.Tr.	349	31	80	●
1 Port. (30 g)	105			
Bel Paese 50% Fett i.Tr.	372	30	73	●
1 Scheibe (30 g)	112			
Bergkäse 50% Fett i.Tr.	384	30	70	●
1 Scheibe (30 g)	115			
Brie 45% Fett i.Tr.	257	18	63	●
1 Port. (30 g)	77			
50% Fett i.Tr.	362	33	82	●
1 Port. (30 g)	109			
Butterkäse 50% Fett i.Tr.	299	24	72	●
1 Scheibe (30 g)	90			
Camembert 30% Fett i.Tr.	175	9	46	◍
1 Port. (30 g)	53			
Camembert 45% Fett i.Tr.	209	13	56	◍
1 Port. (30 g)	63			

Lebensmittel (verzehrbarer Anteil)	*Energie (kcal)*	*Fett (g)*	*Fettkalorien (%)*	*geeignet*
Camembert 60% Fett i.Tr.	309	26	76	●
1 Port. (30 g)	93			
Cheddar 45% Fett i.Tr.	405	34	76	●
1 Scheibe (30 g)	122			
Chester 45% Fett i.Tr.	394	32	73	●
1 Scheibe (30 g)	118			
Danablu 60% Fett i.Tr.	345	30	78	●
1 Port. (30 g)	104			
Danbo 50% Fett i.Tr.	322	25	70	●
1 Scheibe (30 g)	97			
Edamer 40% Fett i.Tr.	257	16	56	◍
1 Scheibe (30 g)	77			
45% Fett i.Tr.	354	28	71	●
1 Scheibe (30 g)	106			
Edelpilzkäse 50% Fett i.Tr.	303	24	71	●
1 Port. (30 g)	91			
Emmentaler 45% Fett i.Tr.	383	30	70	●
1 Scheibe (30 g)	115			
Esrom 50% Fett i.Tr.	313	25	72	●
1 Scheibe (30 g)	94			
Frischkäse 50% Fett i.Tr.	281	24	77	●
1 Port. (30 g)	84			
60% Fett i.Tr.	335	32	86	●
1 Port. (30 g)	101			
mit Kräutern 60% Fett i.Tr.	249	23	83	●
1 Port. (30 g)	75			
Geheimratskäse 50% Fett i.Tr.	326	25	69	●
1 Scheibe (30 g)	98			
Gorgonzola 50% Fett i.Tr.	356	31	78	●
1 Port. (30 g)	107			
Gouda 45% Fett i.Tr.	365	29	72	●
1 Scheibe (30 g)	110			
Greyerzer 45% Fett i.Tr.	406	32	71	●
1 Scheibe (30 g)	122			
Harzer, Korbkäse	126	0	0	○
1 Port. (30 g)	38			
Havarti 50% Fett i.Tr.	322	25	70	●
1 Scheibe (30 g)	97			
Jarlsberg 50% Fett i.Tr.	349	27	70	●
1 Scheibe (30 g)	105			
Kochkäse 10% Fett i.Tr.	103	3	26	○
1 Port. (30 g)	31			
20% Fett i.Tr.	166	11	60	◍
1 Port. (30 g)	50			

Lebensmittel (verzehrbarer Anteil)	*Energie (kcal)*	*Fett (g)*	*Fettkalorien (%)*	*geeignet*
Kümmelkäse 50% Fett i.Tr.	276	22	72	●
1 Port. (30 g)	83			
Limburger 20% Fett i.Tr.	188	9	43	◐
1 Port. (30 g)	56			
40% Fett i.Tr.	270	20	67	●
1 Port. (30 g)	81			
Mozzarella 45% Fett i.Tr.	255	20	71	●
1 Port. (30 g)	77			
Münster 45% Fett i.Tr.	239	14	53	◐
1 Port. (30 g)	72			
Parmesan 45% Fett i.Tr.	407	30	66	●
1 geh. EL (20 g)	81			
Provolone 50% Fett i.Tr.	364	29	72	●
1 Port. (30 g)	109			
Schnittlauchquark, mager	68	1	13	○
1 Port. (40 g)	27			
Zaziki	69	1	13	○
1 Port. (150 g)	104			
Raclettekäse 60% Fett i.Tr.	343	28	73	●
1 Port. (30 g)	103			
Ricotta 45% Fett i.Tr.	121	8	60	◐
1 Port. (30 g)	36			
Romadur 50% Fett i.Tr.	272	20	66	●
1 Port. (30 g)	82			
Sauermilchkäse 10% Fett i.Tr.	131	1	7	○
1 Port. (30 g)	39			
Schafskäse 40% Fett i.Tr.	236	19	72	●
1 Port. (30 g)	71			
Scheiblettenkäse 40% Fett i.Tr.	318	25	71	●
1 Scheibe (30 g)	95			
Schichtkäse 20% Fett i.Tr.	100	4	36	◐
1 Port. (30 g)	30			
Schmelzkäse 30% Fett i.Tr.	221	12	49	◐
1 Portionsecke (31,25 g)	69			
Schmelzkäse-Zub. 45% Fett i.Tr.	287	25	78	●
1 Portionsecke (30 g)	86			
60% Fett i.Tr.	327	30	83	●
1 Portionsecke (31,25 g)	101			
Steppenkäse 45% Fett i.Tr.	326	25	69	●
1 Port. (30 g)	98			
Tilsiter 30% Fett i.Tr.	271	17	56	◐
1 Scheibe (30 g)	81			
45% Fett i.Tr.	354	28	71	●
1 Scheibe (30 g)	106			

Lebensmittel (verzehrbarer Anteil)	*Energie (kcal)*	*Fett (g)*	*Fettkalorien (%)*	*geeignet*
NÜSSE UND SAMEN				
Cashewnüsse, geröstet	594	48	73	●
1 Beutel (100 g)	594			
Edelkastanien, roh	173	2	10	○
1 Port. (125 g)	216			
Erdnüsse, roh	561	48	77	●
Erdnußmus	578	49	76	●
1 EL (15 g)	87			
geröstet, 1 Beutel (100 g)	579	49	76	●
gesalzen, 1 Beutel (100 g)	568	48	76	●
Haselnüsse	636	62	88	●
10 Stück (15 g)	95			
Kokosnuß	358	37	93	●
1 Port. (50 g)	179			
Raspel, 1 Beutel (100 g)	610	63	93	●
Kürbiskerne	560	46	74	●
1 geh. EL (25 g)	140			
Leinsamen	372	31	75	●
1 EL (15 g)	56			
Mandeln, 1 Beutel (100 g)	569	54	85	●
Mohn	472	42	80	●
1 EL (10 g)	47			
Paranüsse	660	67	91	●
10 Kerne (40 g)	264			
Pecannüsse, geröstet	716	71	89	●
1 Beutel (125 g)	895			
Pinienkerne	575	51	80	●
1 geh. EL (25 g)	144			
Pistazien, geröstet	627	55	79	●
1 Beutel (125 g)	784			
Sesam, geröstet	600	56	84	●
1 EL (10 g)	60			
Sonnenblumenkerne	574	49	77	●
1 geh. EL (25 g)	144			
Walnüsse	654	63	87	●
10 Stück (20 g)	131			

Lebensmittel (verzehrbarer Anteil)	*Energie (kcal)*	*Fett (g)*	*Fettkalorien (%)*	*geeignet*
OBST, OBSTPRODUKTE UND -SÄFTE				
Ananas	59	0	0	○
1 Stück, mittelgroß, mit Schale (1 kg)	590			
getrocknet	289	1	3	○
1 Port. (25 g)	72			
Konserve, ungesüßt	87	0	0	○
1 Scheibe (50 g)	44			
Saft	59	0	0	○
Apfel	52	0	0	○
1 Stück (125 g)	65			
getrocknet	278	2	6	○
1 Port. (25 g)	70			
Mus	40	0	0	○
1 Port. (150 g)	60			
Saft	49	0	0	○
1 Glas (200 ml)	49			
Aprikose	42	0	0	○
getrocknet	249	1	4	○
1 Hälfte (5 g)	12			
Konserve	78	0	0	○
1 Hälfte (20 g)	16			
Banane	95	0	0	○
1 Stück (150 g)	143			
getrocknet	290	1	3	○
1 Port. (25 g)	73			
Birne	52	0	0	○
1 Stück, mittelgroß (150 g)	78			
getrocknet	252	1	4	○
1 Port. (25 g)	63			
Konserve, ungesüßt	84	0	0	○
1 Hälfte (50 g)	42			
Saft	54	0	0	○
Brombeeren	30	1	30	○
1 Port. (125 g)	38			
Konserve	74	1	12	○
1 Port. (125 g)	93			
Clementine	46	0	0	○
1 Stück, mittelgroß (60 g)	28			
Konserve	80	0	0	○
1 Port. (125 g)	100			
Datteln, getrocknet	285	1	3	○
1 Stück (8 g)	23			

Lebensmittel (verzehrbarer Anteil)	*Energie (kcal)*	*Fett (g)*	*Fettkalorien (%)*	*geeignet*
Erdbeeren	32	0	0	○
1 Port. (250 g)	80			
Konserve	66	0	0	○
1 Port. (125 g)	83			
Feigen	63	1	14	○
1 Stück (70 g)	44			
getrocknet	284	2	6	○
1 Stück (20 g)	57			
Granatapfel	78	1	12	○
1 Stück (250 g)	195			
Grapefruit	50	0	0	○
1 Stück, mittelgroß (375 g)	188			
Saft	48	0	0	○
Guave	38	1	24	○
1 Stück, mittelgroß (40 g)	15			
Heidelbeeren	42	1	21	○
1 Port. (125 g)	53			
Konserve	74	0	0	○
1 Port. (125 g)	93			
Himbeeren	34	0	0	○
1 Port. (125 g)	43			
Konserve	68	0	0	○
1 Port. (125 g)	85			
Holunderbeeren	48	1	19	○
1 Port. (125 g)	60			
Johannisbeeren, rot	43	0	0	○
1 Port. (125 g)	54			
Nektar	67	0	0	○
Saft	102	0	0	○
Johannisbeeren, schwarz	57	0	0	○
1 Port. (125 g)	71			
Nektar	70	0	0	○
Saft	114	0	0	○
Kaki	71	0	0	○
1 Stück, mittelgroß (250 g)	178			
Kirschen, süß	63	0	0	○
1 Port. (125 g)	79			
Saft	64	0	0	○
Sauerkirschen	58	0	0	○
1 Port. (125 g)	73			
Konserve	88	0	0	○
1 Port. (125 g)	110			
Nektar	61	0	0	○
Saft	58	0	0	○

Lebensmittel (verzehrbarer Anteil)	*Energie (kcal)*	*Fett (g)*	*Fettkalorien (%)*	*geeignet*
Kiwi	61	1	15	○
1 Stück, mittelgroß (80 g)	49			
Kumquats	68	0	0	○
1 Port. (125 g)	85			
Limetten	47	2	38	●
1 Stück (60 g)	28			
Litschis	76	0	0	○
1 Stück (30 g)	23			
Konserve	98	0	0	○
1 Stück (20 g)	20			
Mandarinen	50	0	0	○
1 Stück (60 g)	30			
Konserve	83	0	0	○
1 Port. (150 g)	125			
Mango	60	0	0	○
1 Stück (300 g)	180			
Mirabellen	64	0	0	○
1 Port. (125 g)	80			
Konserve	91	0	0	○
1 Port. (150 g)	137			
Nektarine	57	0	0	○
1 Stück, mittelgroß (125 g)	71			
Orange	47	0	0	○
1 Stück, mittelgroß (200 g)	94			
Saft	45	0	0	○
Papaya	13	0	0	○
1 Port. (150 g)	20			
Passionsfrüchte	80	0	0	○
1 Stück (50 g)	40			
Pfirsich	41	0	0	○
1 Stück, mittelgroß (125 g)	51			
Konserve	76	0	0	○
1 Hälfte (50 g)	38			
Pflaumen	47	0	0	○
1 Stück (35 g)	16			
getrocknet	261	1	3	○
1 Stück (8 g)	21			
Mus	195	0	0	○
1 EL (20 g)	39			
Preiselbeeren	39	1	23	○
1 Port. (150 g)	59			
Konserve	76	0	0	○
1 EL (20 g)	15			
Quitten	39	1	23	○
1 Stück (150 g)	59			

Lebensmittel (verzehrbarer Anteil)	*Energie (kcal)*	*Fett (g)*	*Fettkalorien (%)*	*geeignet*
Reineclauden	63	0	0	○
1 Port. (125 g)	79			
Rhabarber	13	0	0	○
1 Stück (150 g)	20			
Rosinen	298	1	3	○
1 geh. EL (20 g)	60			
Sanddornbeeren	94	7	67	●
1 Port. (125 g)	118			
Saft	87	6	62	●
Stachelbeeren	44	0	0	○
1 Port. (125 g)	55			
Konserve	79	0	0	○
1 Port. (125 g)	99			
Sultaninen	298	1	3	○
1 geh. EL (25 g)	75			
Wassermelone	38	0	0	○
1 Port. (125 g)	48			
Weintrauben, rot	71	0	0	○
1 Port. (125 g)	89			
Saft	70	0	0	○
Weintrauben, weiß	71	0	0	○
1 Port. (125 g)	89			
Zitronen	56	1	16	○
1 Stück (60 g)	34			
Saft	100	0	0	○
1 EL (15 ml)	15			
Zwetschgen	43	0	0	○
1 Stück (10 g)	4			
Konserve	79	0	0	○
1 Port. (125 g)	99			
SUPPEN				
Bouillon (einf. Fleischbrühe)	4	0	0	○
1 Teller (250 g)	10			
Brühe, instant	149	4	24	○
1 EL Pulver (10 g)	15			
Brühwürfel, fettreich	317	26	74	●
1 Würfel (20 g)	63			
Champignoncremesuppe, instant	391	25	58	◐
1 Port. Pulver (50 g)	196			
Fleischbrühe	149	4	24	○
1 Würfel (20 g)	30			
Fleischsuppe, klar, instant	149	4	24	○
1 EL Pulver (10 g)	15			

Lebensmittel (verzehrbarer Anteil)	*Energie (kcal)*	*Fett (g)*	*Fettkalorien (%)*	*geeignet*
Gemüsebrühe	3	0	0	○
1 Port. (250 g)	8			
Hühnerbrühe, klar	4	0	0	○
1 Port. (250 g)	10			
mit Nudeln	15	0	0	○
1 Teller (250 g)	38			
Suppe, klar, instant	149	4	24	○
1 TL (3 g) für 1 Tasse	4			
Suppe, klar, mit Ei	14	1	64	●
1 Port. (250 g)	35			
Suppe, klar, mit Einlage	56	4	64	●
1 Port. (250 g)	140			
Suppe, gebunden, mit Einlage	56	4	64	●
1 Port. (250 g)	140			
Knorr Big Cup Feine Linsen	170	3	16	○
Big Cup Minestrone	103	1	9	○
Big Cup, Weiße Bohnen	147	4	24	○
Heiße Tasse Chines. Gemüse-Suppe, süß-sauer	48	1	19	○
Heiße Tasse Hühnersuppe	33	1	27	○
Heiße Tasse Schweizer Käse-Suppe/Croûtons	92	3	29	○
Heiße Tasse Spargel-Creme-Suppe	60	2	30	○
Heiße Tasse, Champ.-Creme/Croûtons	60	2	30	○
Heißer Becher Rindfleisch-Nudel-Suppe	80	1	11	○
Heißer Becher Tomaten-Nudel-Suppe	144	2	13	○
Heißer Becher, Chines.-Nudel-Suppe	150	3	18	○
Knorr Basis-Suppe Tomaten-Suppe mit Reis (1 Teller)	66	1	14	○
Maggi 2-Teller Chinesische Wan Tan Suppe (1 Teller)	110	3	25	○
Maggi 2-Teller Linseneintopf mit Speck (1 Teller)	193	3	14	○
Maggi 2-Teller Spätzletopf mit Fleischklößchen (1 Teller)	94	2	19	○
Maggi 3-Teller Tomatensuppe Gärtnerin Art (1 Teller)	81	2	22	○
Maggi 4-Teller Hühnersuppe (1 Teller)	60	1	15	○

Lebensmittel (verzehrbarer Anteil)	*Energie (kcal)*	*Fett (g)*	*Fettkalorien (%)*	*geeignet*
Pfanni Kartoffelsuppe (1 Teller)	64	0	0	○
Pfanni Kartoffelsuppe/ Kräuter + Croûtons (1 Teller)	103	3	26	○
SÜSSIGKEITEN				
After Eight, 1 Stück	45	1	20	○
Eiskonfekt	522	31	53	●
1 Stück (15 g)	78			
Energieriegel mit Haselnußcreme	461	28	55	●
1 Stück (35 g)	161			
Geleefrüchte	329	0	0	○
1 Stück (10 g)	33			
Haribo Color-Rado	342	2	5	○
Haribo Fruchtgummi	340	0	0	○
Haribo Glücksbox	340	0	0	○
Haribo Goldbären	340	0	0	○
Haribo Goldbären	340	0	0	○
Haribo Happy Cola	340	0	0	○
Haribo Konfekt	354	3	8	○
Haribo Lakritz-Konfekt	354	3	8	○
Haribo Lakritz-Schnecken	294	0	0	○
Haribo Pasta Frutta	326	0	0	○
Haribo Saure Pommes	340	0	0	○
Haribo Stafetten	345	0	0	○
Haribo Tropi Frutti	350	0	0	○
Kakaopulver, instant	391	6	14	○
1 geh. EL (15 g)	59			
Karamelbonbons	391	0	0	○
1 Stück (7 g)	27			
Krokant, 1 Beutel (100 g)	451	12	24	○
Kaugummi	387	0	0	○
1 Streifen (3,3 g)	12			
Lakritze	375	1	2	○
1 Port. (50 g)	188			
Lion, 1 Riegel (45 g)	220	10	41	●
Mars, 1 Riegel (60 g)	275	11	36	●
Marshmallows	333	0	0	○
1 Stück (7 g)	23			
Marzipan	452	25	50	●
1 Stück (6 g)	28			
Milky-Way, 1 Riegel (30 g)	135	5	33	●
Müsliriegel	375	19	46	●
1 Stück (25 g)	94			
Corny Cranberry (25 g)	104	3	26	○

Lebensmittel (verzehrbarer Anteil)	*Energie (kcal)*	*Fett (g)*	*Fettkalorien (%)*	*geeignet*
Nimm 2, 1 Stück	25	0	0	○
Nougat	511	33	58	●
1 Stück (11 g)	56			
Nuts, 1 Riegel (55 g)	260	11	38	●
Orangeat, 1 Paket (100 g)	309	0	0	○
Ovomaltine	381	4	9	○
1 El (5 g)	19			
Schaumkopf, 1 Stück	105	3	26	○
Schaumkopf Mini, 100 g	455	20	39	●
Schokoladenglasur, 1 Pack. (100 g)	405	24	53	●
Schwartau Schokoladensauce (50 ml)	134	2	13	○
Schwartau Wildbeerensauce (50 ml)	100	0	0	○
Milchschokolade, 1 Tafel (100 g)	536	32	54	●
1 Riegel (20 g)	107			
gefüllt mit Joghurt	555	34	55	●
1 Riegel (20 g)	70			
Snickers, 1 Riegel (60 g)	310	17	49	●
Trauben-Nuß-Schokolade	520	32	55	●
1 Riegel (20 g)	87			
Zartbitterschokolade	496	33	60	●
1 Riegel (20 g)	99			
Toffees	449	17	34	●
1 Stück (7 g)	31			
Twix, 1 Riegel (30 g)	140	7	45	●
Vanillinzucker	405	0	0	○
1 Päckchen (10 g)	41			
Weinbrandbohnen	387	6	14	○
1 Stück (8 g)	31			
Werther's Echte, 1 Stück	23	0	0	○
Zitronat (Sukkade), 1 Pack. (100 g)	292	0	0	○
Zucker	405	0	0	○
1 Stück Würfelzucker (3 g)	12			
1 EL (15 g)	61			

Lebensmittel (verzehrbarer Anteil)	*Energie (kcal)*	*Fett (g)*	*Fettkalorien (%)*	*geeignet*
EIS				
Eis mit Sahne	136	9	60	●
1 Port. (90 g)	122			
Eiscreme	155	9	52	●
1 Port. (75 g)	120			
Erdbeereis	108	2	17	○
1 Port. (75 g)	81			
Fruchteis	132	1	7	○
1 Port. (75 g)	99			
Softeis	140	8	51	●
1 Port. (50 g)	65			
Speiseeis	85	2	21	○
1 Port. (75 g)	64			
Vanilleeis	113	6	48	●
1 Port. (75 g)	133			
Malibu, 50 g	72	2	25	○
Capri, 1 Stück	53	0	0	○
Opal Fruits, Schwarze Johannisbeere, 1 Stück	75	0	0	○
Ciano Erdbeer, 1 Stück	127	3	21	○
Extreme Joghurt, 1 Stück	183	6	30	○
Jive Waldfrucht, 1 Stück	153	5	29	○
Lolli-Pop, 1 Stück	54	0	0	○
BROTAUFSTRICH				
Aprikosenkonfitüre	272	0	0	○
1 EL (20 g)	54			
Birnenkraut, gesüßt	225	1	4	○
1 EL (20 g)	45			
Brombeerkonfitüre	267	0	0	○
1 EL (20 g)	53			
Erdbeerkonfitüre	268	0	0	○
1 EL (20 g)	54			
Heidelbeerkonfitüre	271	0	0	○
1 EL (20 g)	54			
Himbeerkonfitüre	268	0	0	○
1 EL (20 g)	54			
Honig	306	0	0	○
1 EL (20 g)	61			
Johannisbeerkonfitüre, rot	272	0	0	○
1 EL (20 g)	54			
Johannisbeerkonfitüre, schwarz	277	0	0	○
1 EL (20 g)	55			

Lebensmittel (verzehrbarer Anteil)	*Energie (kcal)*	*Fett (g)*	*Fettkalorien (%)*	*geeignet*
Mirabellenkonfitüre	280	0	0	○
1 EL (20 g)	56			
Orangenmarmelade	273	0	0	○
1 EL (20 g)	55			
Pfirsichkonfitüre	271	0	0	○
1 EL (20 g)	54			
Sauerkirschkonfitüre	277	0	0	○
1 EL (20 g)	55			
Stachelbeerkonfitüre	272	0	0	○
1 EL (20 g)	54			
Süßkirschkonfitüre	279	0	0	○
1 EL (20 g)	56			
Erdnußcreme	675	55	73	●
1 EL (20 g)	135			
Nuß-Nougat-Creme	525	30	51	●
1 EL (20 g)	105			
Eden Tomatenpastete (10 g)	10	0	0	○
granoVita Gemüseaufstrich (10 g)	10	0	0	○
FEINKOSTSAUCEN				
Salsa, feurig scharf	30	0	0	○
1 EL (15 g)	5			
Senf, mild	86	4	42	◐
1 TL (5 g)	4			
Sojasauce	114	5	39	◐
1 TL (5 g)	6			
Tomatenketchup	110	0	0	○
1 EL (15 g)	17			
Tomatenmark	74	0	0	○
1 EL (15 g)	11			
Worcestersauce	153	2	12	○
1 TL (5 g)	8			
Kraft Asia Sauce (20 g)	30	0	0	○
Kraft Gewürz Ketchup (20 g)	29	0	0	○
Kraft Zigeuner Sauce (20 g)	16	0	0	○
Kraft Chilli-Sauce (20 g)	18	0	0	○
Lacroix Cumberland-Sauce (20 g)	51	0	0	○
Lacroix Barbecue-Sauce (20 g)	19	0	0	○
Lacroix Senf-Früchte (20 g)	57	0	0	○
Lacroix Mango Chutney (20 g)	47	0	0	○
Pace Taco Sauce, mild (20 g)	6	0	0	○
Pace Taco Sauce, hot (20 g)	6	0	0	○

Lebensmittel (verzehrbarer Anteil)	*Energie (kcal)*	*Fett (g)*	*Fettkalorien (%)*	*geeignet*
FERTIGSAUCEN				
Uncle Ben's Chinesisch Süß Sauer (350 g)	308	0	0	○
Uncle Ben's Indisch Curry (350 g)	228	5	20	○
Knorr Al Gusto Kräuter (370 g)	120	2	15	○
granoVita Piccata (350 g)	172	4	21	○
Miráculi Paprika-Tomate (250 g)	88	1	10	○
Steinhaus Sauce Napoli (200 g)	104	3	26	○
TK-FERTIGGERICHTE				
China Gold Frühlingsrolle Huhn/Gemüse (100 g)	144	3	19	○
China Gold Frühlingsrolle Gemüse (100 g)	108	2	17	○
Dr. Oetker China süß-sauer (350 g)	352	10	26	○
Dr. Oetker Chop Suey (350 g)	342	11	29	○
Dr. Oetker Frühlingsrolle (150 g)	174	4	21	○
Dr. Oetker Sauerkraut-Brezel (300 g)	679	20	27	○
Dr. Oetker Die Ofenfrische, Spinat	800	26	29	○
Dr. Oetker Die Ofenfrische, Speciale	899	34	34	●
Frosta Indian Chicken (350 g)	378	10	24	○
Frosta Mexican Chicken (350 g)	403	6	13	○
Frosta Nasi Goreng (350 g)	395	8	18	○
Iglo Bistro Baguettes Hawai (125 g)	285	9	28	○
Iglo Fisch-Frikadelle (62 g)	85	2	21	○
Iglo Fisch-Pfanne „Asiatisch" (200 g)	140	4	26	○
Iglo Fisch-Pfanne „Französisch" (200 g)	140	4	26	○
Iglo Fisch-Pfanne „Helgoland" (200 g)	140	4	26	○
Iglo Makkaroni-Auflauf (400 g)	571	19	30	○
Iglo Rahmgeschnetzeltes (350 g)	380	12	28	○

Lebensmittel (verzehrbarer Anteil)	*Energie (kcal)*	*Fett (g)*	*Fettkalorien (%)*	*geeignet*
Iglo Tomaten-Nudeln (375 g)	340	8	21	○
Iglo Tortellini Tre Colore (250 g)	470	15	29	○
Maggi Mediterranea Paella (250 g)	340	5	13	○
McCain American Diner „Classic" (300 g)	507	16	28	○
McCain Chili con carne, 1 Beutel	220	4	16	○
FERTIGGERICHTE AUS DER DOSE ODER SCHALE				
Bassermann Nasi Goreng (510 g)	694	21	27	○
Bassermann Ratatouille (400 g)	157	4	23	○
Du darfst Asia Fertiggericht Chop Suey (350 g)	314	6	17	○
Du darfst Curryhuhn (400 g)	363	11	27	○
Du darfst Huhn süß-sauer (350 g)	320	4	11	○
Du darfst Huhn Toscana (350 g)	332	8	22	○
Du darfst Kabeljaufilet Fertiggericht (350 g)	315	7	20	○
Du darfst Kasseler (400 g)	268	8	27	○
Du darfst Mediterraner Gemüsetopf Sizilien (350 g)	306	10	29	○
Du darfst Pilzragout (350 g)	230	6	23	○
Du darfst Putenbrust in Salbeisoße (350 g)	347	11	29	○
Du darfst Rindergulasch (400 g)	370	10	24	○
Du darfst Schweinebraten (400 g)	239	7	26	○
Du darfst Schweinegeschnetzeltes (400 g)	310	10	29	○

Lebensmittel (verzehrbarer Anteil)	*Energie (kcal)*	*Fett (g)*	*Fettkalorien (%)*	*geeignet*
Du darfst Tomaten-Zucchini-Gemüse (350 g)	222	2	8	○
Maggi Ravioli in Tomatensauce (800 g)	688	15	20	○
Maggi Linseneintopf mit Speck (305 g)	278	8	26	○
Maggi Wirtshaus Linsen mit Fleisch „Schwäbische Art" (250 g)	455	14	27	○
Maggi Wirtshaus Rindergulasch (345 g)	404	13	29	○
Maggi Wirtshaus Schäufele geschnetzelt mit Knöpfle (375 g)	424	11	24	○
Maggi Wirtshaus Zwiebelhacksteak (350 g)	500	15	27	○
Maggi Hühnerfleisch „Creole" (350 g)	406	8	19	○
Maggi Schweinefleisch „Trinidad" (350 g)	285	4	14	○
Maggi Hühnerfleisch „Shanghai" (350 g)	357	12	30	○
Maggi Rindfleisch „Chinesische Art" (350 g)	420	12	26	○
Maggi Schweinefleisch „Süß-Sauer" (350 g)	406	6	13	○
Maggi Fleischbällchen „Picadillo" (360 g)	468	14	27	○
Maggi Hühnerfleisch „Hacienda" (360 g)	418	9	19	○
Maggi Schweinefleisch „Ranchero" (350 g)	421	12	26	○
Maggi Schweinegeschnetzeltes „Mykonos" (410 g)	541	16	27	○
Maggi Ratatouille (400 g)	408	12	27	○
5 Minuten Terrine Nudeltopf mit Rindfleischklößchen	144	3	19	○
5 Minuten Terrine Spaghetti Bolognese	273	7	23	○
5 Minuten Terrine Nudeln in Champignonsoße (50 g)	201	7	29	○
5 Minuten Terrine Nudeltopf mit Gulasch (51 g)	200	7	32	●

Lebensmittel (verzehrbarer Anteil)	*Energie (kcal)*	*Fett (g)*	*Fettkalorien (%)*	*geeignet*
5 Minuten Terrine Nudeltopf mit Rindfleischklößchen (39 g)	141	3	19	○
5 Minuten Terrine Spaghetti in Tomatensoße (59 g)	227	7	26	○
FERTIGGERICHTE AUS DER TÜTE				
Maggi Pasta Snack, Nudeln in Lachssauce (70 g)	256	4	14	○
Maggi Pasta Snack, Nudeln mit Pilzsauce (70 g)	273	4	13	○
FÜR UNTERWEGS				
Big Mac	238	12	45	●
1 Stück (210 g)	499			
Cheeseburger	258	11	38	●
1 Stück (120 g)	309			
Hamburger	246	8,5	31	●
1 Stück (103 g)	253			
Chicken Mc Nuggets	207	12	52	●
6er				
Mc Chicken	258	13	45	●
1 Port. (178 g)	459			
Fish Mäc	212	12	51	●
1 Port. (144 g)	305			
SONSTIGES				
Hefe	313	4	12	○
1 Würfel (42 g)	131	2	14	○
Flocken	361	5	12	○
1 EL (10 g)	36	1	25	○
Gelatine	343	0	0	○
6 Blatt (12 g)	41	0	0	○
Guargummi (Guarmehl)	70	1	13	○
1 EL (10 g)	7	0	0	○

Für eigene Notizen

Lebensmittel (verzehrbarer Anteil)	*Energie (kcal)*	*Fett (g)*	*Fettkalorien (%)*	*geeignet*

Für eigene Notizen

Lebensmittel (verzehrbarer Anteil)	*Energie (kcal)*	*Fett (g)*	*Fettkalorien (%)*	*geeignet*

Register